Tanja Wirth

Gesundheitsverhalten, Gesundheitszustand und Zukunftsperspektiven von Auszubildenden in pflegerischen und sozialen Berufen

Ergebnisse einer Querschnittsuntersuchung

Tanja Wirth

Gesundheitsverhalten, Gesundheitszustand und Zukunftsperspektiven von Auszubildenden in pflegerischen und sozialen Berufen

Ergebnisse einer Querschnittsuntersuchung

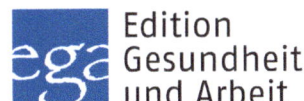

© 2016
Edition Gesundheit und Arbeit,
Schriftenreihe des CVcare, Band 5

Gesundheitsverhalten, Gesundheitszustand
und Zukunftsperspektiven von Auszubildenden
in pflegerischen und sozialen Berufen
Ergebnisse einer Querschnittsuntersuchung

Universitätsklinikum Hamburg-Eppendorf (UKE),
Martinistraße 52, 20246 Hamburg
www.uke.de

Herausgeber
Prof. Dr. med. Albert Nienhaus
a.nienhaus@uke.de

Autor
Tanja Wirth

Redaktion
Elisabeth Muth

Lektorat
Angelika Buchholz, Frankfurt

Gestaltung
Ethel Knop, Essen

Verlag
tredition GmbH, Hamburg
ISBN: 978-3-7323-8008-4

Printed in Germany

Bibliografische Information der Deutschen Nationalbibliothek
Die Deutsche Nationalbibliothek verzeichnet diese Publikation in der Deutschen Nationalbibliografie; detaillierte bibliografische Daten sind im Internet über http://dnb.d-nb.de abrufbar.

Inhaltsverzeichnis

Vorwort Herausgeber

Die Edition Gesundheit und Arbeit (EGA) ist eine Schriftenreihe des Competenz-zentrums für Epidemiologie und Versorgungsforschung bei Pflegeberufen (CVcare) am Universitätsklinikum Hamburg-Eppendorf (UKE).

Mit der EGA soll die Diskussion im deutschsprachigen Raum über effektive und effiziente Wege zur Verbesserung des Gesundheitsschutzes, der betrieblichen Gesundheitsförderung sowie des betrieblichen Gesundheitsmanagements unter besonderer Berücksichtigung der betrieblichen Wiedereingliederung sowie der Rehabilitation gefördert werden. Die EGA ist eine Plattform für interdisziplinäre Beiträge aus der arbeitsweltbezogenen Gesundheitsforschung. Die Disziplinen Psychologie, Arbeitsmedizin, Gesundheitswissenschaften, Gesundheitsökonomie, Rehabilitations- und Versorgungsforschung sollen damit näher zusammengeführt und zum gegenseitigen Austausch angeregt werden.

Das Competenzzentrum für Versorgungsforschung bei Pflegeberufen (CVcare) ist eine universitäre Forschungseinrichtung am UKE, deren Grundfinanzierung durch eine Stiftung der Berufsgenossenschaft für Gesundheitsdienst und Wohlfahrtspflege (BGW) sichergestellt wird. Das CVcare kooperiert daher eng mit der BGW und hier insbesondere mit dem Bereich Arbeitsmedizin und Gesundheitswissenschaften.

Das CVcare stellt epidemiologische Daten zur Arbeits- und Gesundheitssituation von Pflegekräften und anderen Beschäftigten im Gesundheitswesen und in der Wohlfahrtspflege zur Verfügung. Angebote zur arbeitsweltbezogenen Gesundheitsförderung, Prävention und Rehabilitation werden unter besonderer Berücksichtigung des demografischen Wandels im Sinne der Versorgungsforschung überprüft. In praxisorientierten Projekten werden Vorschläge zur eventuellen Verbesserung dieser Angebote entwickelt.

Schwerpunktthemen des CVcare sind die Arbeitssituation älterer Beschäftigter in der Pflege, arbeitsbedingte Beschwerden des Bewegungsapparates (MSB), Infektionsrisiken mit den Schwerpunkten Tuberkulose und multiresistente Erreger (MRE), psychosoziale Belastungen am Arbeitsplatz mit dem besonderen Schwerpunkt Gewalt am Arbeitsplatz sowie die Evaluation der Rehabilitationsleistungen der BGW und anderer Träger der gesetzlichen Unfallversicherung (GUV).

In der EGA werden die Arbeitsergebnisse des CVcare vorgestellt. In ihr werden unter anderem hochwertige Diplom-, Master- und Bachelorarbeiten sowie Dissertationen und Habilitationen publiziert.

Der fünfte Band der Edition Arbeit und Gesundheit (EGA) beinhaltet die Masterarbeit von Tanja Wirth zur Gesundheitssituation von Auszubildenden in Gesundheits- und Sozialberufen. Auszubildende befinden sich im Übergang von der Schule zum Beruf. Dabei haben sie verschiedene Anforderungen zu bewältigen. Während der Ausbildung kann sich die Einstellung zum zukünftigen Beruf positiv oder negativ ändern. Bisher war diese Phase des Übergangs mit all ihren Chancen und Vulnerabilitäten selten Gegenstand der Forschung. Insofern ist die Arbeit von Frau Wirth innovativ. Die Ergebnisse sind teilweise überraschend. Trotz des jugendlichen Alters der Befragten, sind gesundheitliche Probleme häufig und insbesondere Auszubildende in der Altenpflege verlieren teilweise schon während der Ausbildung ihre Motivation für den Beruf. Frau Wirth hat ihre Masterarbeit als Praktikantin der BGW an der Hochschule für Angewandte Wissenschaften (HAW) in Hamburg erstellt. Sie wurde betreut von Prof. Dr. Zita Schillmöller. Für ihre Arbeit ist Frau Wirth mit dem Gesundheitspreis der BKK im Jahr 2014 ausgezeichnet worden. Deshalb freut es mich ganz besonders, diese Arbeit hiermit der interessierten Öffentlichkeit zu Verfügung stellen zu können.

Hamburg, im Juni 2016   Prof. Dr. med. Albert Nienhaus

Abstract

Hintergrund Im Dienstleistungssektor des Gesundheits- und Sozialwesens sind Beschäftigte hohen emotionalen und körperlichen Belastungen ausgesetzt. Dementsprechend fällt der Bereich durch hohe Arbeitsunfähigkeits- und Berufsaussteigerquoten auf. Die Ausbildungsphase bietet einzigartige Möglichkeiten, frühzeitig durch Vermittlung gesundheitsfördernder Verhaltensweisen zu intervenieren. Das Ziel dieser Arbeit ist es, den Gesundheitszustand, das Gesundheitsverhalten sowie Zukunftsperspektiven von Auszubildenden in pflegerischen und sozialen Berufen vergleichend darzustellen sowie Faktoren im Zusammenhang mit ihrer körperlichen und psychischen Gesundheit zu identifizieren.

Methoden Im Rahmen eines Praktikums bei der BGW wurde von Januar bis März 2014 eine fragebogenbasierte Querschnittsstudie an acht Hamburger Berufsschulen der Altenpflege, Gesundheits- und Krankenpflege, Erziehung und sozialpädagogischen Assistenz durchgeführt. In der statistischen Datenauswertung wurden Unterschiede zwischen den Ausbildungsberufen mittels Chi²-Tests und Varianzanalysen ermittelt. Anhand von logistischen Regressionsanalysen wurden gesundheitsbezogene Faktoren auf ihren Zusammenhang mit körperlichen und psychischen Erkrankungen geprüft.

Ergebnisse 402 Auszubildende nahmen an der Befragung teil (Responserate: 99%). In der Altenpflege sowie in der „Erziehung & Sozialpädagogischen Assistenz" waren knapp 33% der Befragten übergewichtig oder adipös. Dementsprechend erwiesen sich ihre Ernährungsgewohnheiten häufig als ungünstig. 55% der Auszubildenden in der Altenpflege rauchten. Die Auszubildenden in der Gesundheits- und Krankenpflege waren am unzufriedensten mit ihrer Arbeitssituation. 39% von ihnen möchten diesen Beruf nicht mehr in den nächsten fünf Jahren ausüben. Mehr als ein Drittel der Befragten litt an muskuloskelettalen und psychischen Beschwerden. Alter und subjektiver Gesundheitszustand zeigten einen signifikanten Zusammenhang mit Muskel-Skelett-Erkrankungen. Ausbildungsberuf, subjektiver Gesundheitszustand, Muskel-Skelett-Erkrankungen und Irritation wiesen einen signifikanten Zusammenhang mit psychischen Beeinträchtigungen auf.

Schlussfolgerungen Die Ergebnisse der Arbeit verdeutlichen, dass Handlungsbedarf bezüglich des Gesundheitszustandes und -verhaltens in den untersuchten Ausbildungsberufen besteht. Aufgabe zukünftiger Forschungsprojekte könnte sein, erfolgreiche Konzepte und Maßnahmen zu entwickeln und zu evaluieren, um die Gesundheit der Auszubildenden frühzeitig zu fördern. Dies könnte ein erster Schritt sein, um die Auszubildenden dabei zu unterstützen, lange gesund und motiviert in ihren Berufen zu verbleiben.

1 Einleitung

Sowohl die Rahmenbedingungen, als auch die gesundheitliche Situation der Beschäftigten in pflegerischen und sozialen Berufen werden seit einiger Zeit immer wieder in der Öffentlichkeit diskutiert. „Ehrenwerter Job, miese Bezahlung" titelte zum Beispiel das Hamburger Abendblatt im März dieses Jahres zu der Situation der Beschäftigten in den Berufen der Pflege und Erziehung. Dabei wurden nicht nur die geringe Vergütung und mangelnde Anerkennung für diese Berufe in Deutschland angeprangert, sondern ebenso die Arbeits- und Ausbildungsbedingungen (Ter Haseborg, Jung & Unger, 2014, p. 6). In einem weiteren Artikel dieser Ausgabe hieß es zu der schwierigen Lage in Pflegeheimen: „zu wenig Nachwuchs, häufig zu wenig Personal wegen vieler Krankheitsausfälle durch Stress am Arbeitsplatz, schlechte Löhne" (Wassink, 2014, p. 33). Folglich handelt es sich um ein aktuelles Thema, mit dem sich die vorliegende Arbeit mit dem Titel „Gesundheitsverhalten, Gesundheitszustand und Zukunftsperspektiven von Auszubildenden in pflegerischen und sozialen Berufen – Ergebnisse einer Querschnittsuntersuchung" befasst. Die Auszubildenden, die im Mittelpunkt dieser Arbeit stehen, sind die zukünftigen Beschäftigten in den Berufen der Altenpflege, Gesundheits- und Krankenpflege, Erziehung und sozialpädagogischen Assistenz.

Für alle diese Berufe stellt sich eine besondere Situation dar. Aufgrund des erwarteten Mangels an Fachkräften wird in sozialen Bereichen ein Dienstleistungsnotstand befürchtet. Die Verweildauer der Beschäftigten in ihren Berufen ist hier eher gering, ebenso wie die Attraktivität der Berufe unter Schulabgängern/innen. Gleichzeitig ist die Tätigkeit im Gesundheits- und Sozialwesen stärker als in anderen Berufen mit körperlichen und psychischen Belastungen verbunden. Insbesondere die Intensität der Arbeit und der starke Zeit- und Termindruck belastet die Arbeitnehmer/innen (Dathe, Paul & Stuth, 2012). Folgen davon sind unter anderem hohe Arbeitsunfähigkeits- und Berufsaussteigerquoten (Almstadt, Gebauer & Medjedovic, 2012; Glaser & Höge, 2005). Die Ausbildungsphase bietet einzigartige Möglichkeiten, frühzeitig zu intervenieren.

Um Ansatzpunkte für Maßnahmen der Gesundheitsförderung und Prävention darzustellen, muss zunächst die Situation der Auszubildenden in diesen Bereichen beleuchtet werden. Das Ziel dieser Arbeit ist es daher, den Lebensstil und gesundheitlichen Zustand der Auszubildenden in den pflegerischen und sozialen Berufen zu beschreiben und Faktoren, die im Zusammenhang mit psychischen und körperlichen Erkrankungen stehen, zu identifizieren. Des Weiteren werden die Zufriedenheit der Auszubildenden mit ihrer Arbeitssituation sowie die Wünsche und Zukunftsperspektiven für ihren Verbleib im Beruf betrachtet. Gegenstand dieser Arbeit ist eine Querschnittsbefragung, die im Rahmen eines Praktikums bei der Berufsgenossenschaft für Gesundheitsdienst und Wohlfahrtspflege (BGW) entwickelt und durchgeführt wurde.

Im folgenden Abschnitt werden zunächst die pflegerischen und sozialen Ausbildungsberufe näher beschrieben, der Gesundheitsbegriff sowie gesundheitsrelevantes Verhalten definiert und die gesundheitliche Situation junger Erwachsener in Deutschland insgesamt betrachtet, um dann auf die speziellen Belastungen und Entwicklungen in den Berufen der Pflege und Erziehung einzugehen. Der aktuelle Forschungsstand zur Situation der Auszubildenden in diesen Bereichen bildet die Überleitung zu den Fragestellungen in dieser Arbeit. Im dritten Kapitel werden die verwendeten Methoden und statistischen Verfahren vorgestellt. Anschließend werden die Ergebnisse im vierten Teil der Arbeit präsentiert. In Kapitel fünf werden die Ergebnisse in Relation zum Forschungsstand sowie methodische Belange kritisch diskutiert. Mit abgeleiteten Implikationen für die Praxis und weitere Forschung schließt die Arbeit ab.

2 Theoretischer Hintergrund

2.1 Grundlagen und Inhalte pflegerischer und sozialer Ausbildungsberufe

In diesem Kapitel wird auf die allgemeinen Regelungen der Berufsausbildung in den Bereichen der Altenpflege, Gesundheits- und Krankenpflege (GuK), Erziehung und sozialpädagogischen Assistenz (SPA) eingegangen. Die rechtlichen Grundlagen umfassen an dieser Stelle die Ziele, Dauer und Zugangsvoraussetzungen der Ausbildung. Es werden darüber hinaus die Inhalte der Ausbildung bezüglich der Aspekte Gesundheitsförderung und Prävention dargestellt.

2.1.1 Altenpflege

Die rechtlichen Grundlagen der Berufsausbildung zum/zur Altenpfleger/in sind nach dem Altenpflegegesetz (AltPflG) sowie nach der Altenpflege-Ausbildungs- und Prüfungsverordnung (AltPflAPrV) geregelt. Die dreijährige Berufsausbildung beinhaltet sowohl einen praktischen als auch einen schulischen Ausbildungsteil (§ 4 Abs. 1 AltPflG; § 1 Abs. 1–3 AltPflAPrV). Der praktische Teil wird in einem Aus-bildungsbetrieb, mit dem ein schriftlicher Ausbildungsvertrag geschlossen wird, absolviert. In diesem Vertrag wird unter anderem die Höhe der monatlichen Vergütung durch den Betrieb geregelt (§ 13 Abs. 1–2 AltPflG). Die Träger der prak-tischen Ausbildung können sowohl Heime oder stationäre Pflegeeinrichtungen für alte Menschen sein, als auch ambulante Einrichtungen, in denen die Haupttätigkeit ebenfalls die Pflege alter Menschen umfasst (§ 4 Abs. 3 AltPflG). Die schulische Ausbildung erfolgt an einer staatlich anerkannten Schule für Altenpflege im Rahmen von theoretischen sowie praktischen Unterrichtseinheiten (§ 4 Abs. 2 AltPflG; § 5 Abs. 1 AltPflG). Die Altenpflegeschulen tragen die Gesamtverantwor-tung für die Berufsausbildung. Das heißt, dass sie die schulische und praktische Ausbildung inhaltlich sowie organisatorisch aufeinander abstimmen und darü-ber hinaus die praktische Ausbildung durch Praxisbesuche begleiten (§ 4 Abs. 4 AltPflG). Die Schulen sind zudem für die Prüfung der Zugangsvoraussetzungen für Auszubildende zuständig, dazu gehören die gesundheitliche Eignung zur Ausübung des Berufes sowie eine ausreichende schulische Vorbildung. Als ausreichende Schulbildung gilt ein Realschulabschluss oder ein höherer beziehungsweise gleich-wertiger Schulabschluss. Ein Hauptschulabschluss wird akzeptiert, sofern eine Erweiterung durch die 10. Jahrgangsstufe erfolgt ist oder zusätzlich eine mindestens zweijährige Berufsausbildung oder die einjährige Ausbildung in der Alten-/ Krankenpflegehilfe erfolgreich absolviert wurde (§ 6 AltPflG).

Nach dem Altenpflegegesetz ist das Ziel der Ausbildung, „Kenntnisse, Fähigkeiten und Fertigkeiten [zu] vermitteln, die zur selbstständigen und eigenverantwortlichen Pflege einschließlich der Beratung, Begleitung und Betreuung alter Menschen erforderlich sind" (§ 3 Abs. 1 AltPflG). Unter anderem gehört hierzu die Gesundheitsvorsorge und Ernährungsberatung, um gesundheitliche Schäden bei älteren Menschen einzugrenzen, die zum Beispiel durch falsche Lebens- und Ernährungsweisen auch im höheren Alter noch hervorgerufen oder verschlimmert werden können (BMFSFJ, 2011). Den Auszubildenden fällt somit die Aufgabe zu, auf Basis der Konzepte der Gesundheitsförderung beratend tätig zu sein. In den Bildungsplan der Altenpflegeausbildung wurden Grundlagen der Gesundheitsförderung und Prävention ebenfalls aufgenommen, wobei hier die Schüler/innen selbst angesprochen werden. Im Rahmen des Unterrichtsfaches „Berufliches Selbstkonzept" befasst sich das „Lernfeld 10" im ersten Ausbildungsjahr damit, den Auszubildenden Kenntnisse in Bezug auf die Erhaltung und Förderung der eigenen Gesundheit zu vermitteln. Sie sollen dabei lernen, ihr eigenes Verhalten zu reflektieren, gesundheitsschädigende und belastende Faktoren zu erkennen sowie entsprechende Strategien zur eigenen Gesundheitsförderung, insbesondere hinsichtlich von Ergonomie und Stressbewältigung, zu entwickeln und anzuwenden. Im zweiten Lehrjahr werden die Schüler/innen in diesem Fach über den Umgang mit Gewalt, Mobbing und dem Burn-out-Syndrom informiert (Behörde für Bildung und Sport, 2006). Insgesamt lassen sich Bestrebungen seitens der Bildungsbehörde erkennen, die Auszubildenden sowohl durch ihre fachliche Schulung auf dem Gebiet der Gesundheitsvorsorge für Ältere, als auch durch Curricula zur Förderung der eigenen Gesundheit für den Bereich der Prävention ab dem ersten Ausbildungsjahr zu sensibilisieren.

2.1.2 Gesundheits- und Krankenpflege

Die Berufsausbildung zum/zur Gesundheits- und Krankenpfleger/in ist nach dem Krankenpflegegesetz (KrPflG) und der Ausbildungs- und Prüfungsverordnung für die Berufe in der Krankenpflege (KrPflAPrV) ähnlich geregelt wie die Altenpflegeausbildung. Es handelt sich hierbei ebenfalls um eine dreijährige Ausbildung im dualen System, die sich aus dem theoretischen und praktischen Unterricht an staatlich anerkannten, mit Krankenhäusern verbundenen Schulen sowie der praktischen Ausbildung in einem Krankenhaus zusammensetzt. Unter Umständen kann die praktische Ausbildung auch in ambulanten Pflegeeinrichtungen oder stationären Pflege- oder Rehabilitationseinrichtungen erfolgen (§ 4 Abs. 1-2 KrPflG). Die Schüler/innen erhalten während der Ausbildungszeit eine Vergütung vom zuständigen Träger (§ 12 Abs. 1 KrPflG). Die Gesamtverantwortung für die Ausbildung liegt wiederum bei der Schule, die Unterricht und Praxis organisiert, koordiniert und begleitet (§ 4 Abs. 5 KrPflG). Die Zugangsvoraussetzungen, die bereits für die Altenpflege beschrieben wurden, gelten ebenso in der GuK (§ 5 KrPflG).

Das Ziel der Berufsausbildung in der GuK ist es, die Schüler/innen zu befähigen, an der Heilung, Erkennung und Verhütung von Krankheiten aktiv mitzuwirken und dabei nach den allgemein anerkannten pflegewissenschaftlichen und medizinischen Standards zu handeln. Die Maßnahmen umfassen einerseits rehabilitative und palliative Aspekte, andererseits sind sie präventiv in Bezug auf die Förderung der physischen und psychischen Gesundheit der zu pflegenden Menschen ausgerichtet (§ 3 Abs. 1 KrPflG). Den Auszubildenden wird somit ein beträchtliches Maß an Wissen bezüglich der Gesundheitsförderung vermittelt, da sie später als Experten für diesen Bereich gegenüber den Patienten fungieren sollen. Dies spiegelt sich auch in der Ausbildungs- und Prüfungsverordnung wider. Im theoretischen und praktischen Unterricht werden die Schüler/innen darauf vorbereitet, den Bedarf an Beratung zur Gesundheitsvorsorge festzustellen und, unter anderem, entsprechende Maßnahmen zur Gesundheitsförderung anzuregen und anzubieten. Des Weiteren sollen die Auszubildenden in diesem Kontext auch lernen, zur eigenen Gesundheitsvorsorge beizutragen, indem sie Fähigkeiten entwickeln, berufliche Anforderungen, wie den konstruktiven Umgang mit Krisen- und Konfliktsituationen, zu bewältigen (Anlage 1 zu § 1 Abs. 1 KrPflAPrV).

2.1.3 Erziehung und sozialpädagogische Assistenz

Die Ausbildung zum/zur sozialpädagogischen Assistent/in kann eine Vorstufe zur Berufsausbildung der Erzieher/in darstellen. Während Letztere darauf abzielt, die Auszubildenden zu befähigen, Erziehungs-, Bildungs- und Betreuungsaufgaben im sozialpädagogischen Arbeitsbereich selbstständig wahrzunehmen (§ 2 Abs. 1 Satz 1 APO-FSH), bereitet die SPA-Ausbildung darauf vor, gemeinsam mit Fachkräften (Erziehern/innen) bei der Erziehung, Bildung und Betreuung von Kindern tätig zu sein (§ 2 Abs. 1 APO-SPA). Entsprechend niedrigschwelliger sind hier die Zugangsvoraussetzungen. Erforderlich ist die mittlere Reife mit einem Mindestnotendurchschnitt von 3,5 oder die Versetzung in die gymnasiale Oberstufe oder eine gleichwertige Vorbildung (§ 3 Abs. 1 Nr.1 APO-SPA). Für die Ausbildung zum/zur Erzieher/in werden dagegen neben dem mittleren Schulabschluss auch praktische Vorkenntnisse vorausgesetzt. Diese können generell durch eine mindestens zweijährige Berufsausbildung oder eine dreijährige Berufstätigkeit in einem für die Ausbildung relevanten Bereich erfüllt werden (§ 3 Abs. 1 Satz 1 APO-FSH). Wer bereits die zweijährige SPA-Ausbildung erfolgreich absolviert hat, kann gegebenenfalls die dreijährige Erzieher/innen-Ausbildung durch den direkten Einstieg ins zweite Lehrjahr verkürzen (§ 2 Abs. 4 Satz 1 Nr.1 APO-FSH). Beide Ausbildungsberufe sind schulischer Natur und werden an Berufsfachschulen und Berufskollegs gelehrt (Bundesagentur für Arbeit, 2014). Die praktische Lehre wird in Form von Praktika an sozialpädagogischen Einrichtungen, wie zum Beispiel Krippen, Schulen oder Wohngruppen ausgeführt (HIBB, 2013). In der Assistenzausbildung sind Praktika auf den Bereich von Einrichtungen der Kindertagesbetreuung begrenzt (§ 5 Abs. 1 APO-SPA). Eine Vergütung des schulischen Teils der Ausbildung erfolgt nicht. Einzelne Praktikumsphasen können gegebenenfalls vergütet sein (Bundesagentur für Arbeit, 2014).

Da dem Beruf Erzieher/in entscheidende Bildungs-, Erziehungs- und Betreuungsaufgaben bei Kindern, Jugendlichen und gegebenenfalls auch jungen Erwachsenen zukommen, wird das Thema Gesundheit bereits in der Ausbildung berücksichtigt. Das „Lernfeld 7" aus dem Bildungsbereich „Bewegung, Spiel, Musik" beschreibt die Entwicklung von Kompetenzen, insbesondere in Hinblick auf eine eigene gesundheitsfördernde Haltung sowie die Bedeutung einer gesunden Lebensweise für die kindliche Entwicklung. Den Auszubildenden soll ein breites Wissen über Prävention von Übergewicht, gesundes Ernährungsverhalten, Spiel- und Bewegungsmöglichkeiten sowie den Aspekt der Spannung und Entspannung in Spiel und Bewegung vermittelt werden, um die Kinder und Jugendlichen in ihrer Entwicklung unterstützen zu können. Es wird darüber hinaus betont, dass Erzieher/innen im Rahmen ihrer Vorbildfunktion immer auch ihr eigenes Verhalten, zum Beispiel hinsichtlich ihrer Ernährungs- und Bewegungsgewohnheiten, reflektieren und bewerten sollten. Außerdem sollen sie Kompetenzen hinsichtlich der beruflichen Gesundheitsprävention erwerben, um spezifischen Belastungen im Arbeitsalltag entgegenzuwirken. Dies umfasst insbesondere Stressprävention, Lärmschutz sowie ergonomisches Bewegen, Heben und Tragen (Behörde für Schule und Berufsbildung, 2013).

Die Ausbildung der SPA vermittelt ebenfalls Wissen über die Bedeutung von Bewegung und Spiel für die kindliche Entwicklung, wobei die Spielanleitung und -gestaltung im Vordergrund steht. Darüber hinaus ist ein eigenes Lernfeld (16) mit dem Titel „Gesundheit fördern" Teil der Berufsausbildung. Das Ziel dieser Lehreinheit ist es, den Schülern/innen die ganzheitliche Betrachtung von Gesundheit nach der Definition der Weltgesundheitsorganisation (WHO) zu vermitteln und mit eigenen Erfahrungen bezüglich Gesundheit und gesundheitlichen Beeinträchtigungen in Zusammenhang zu bringen. Im besten Fall sollen die Auszubildenden darauf vorbereitet werden, gesunde Ernährung und gesundheitsfördernde Bewegung im Praxisalltag zu berücksichtigen und anzuwenden (HIBB, 2011).

Insgesamt werden alle Auszubildenden in ihren jeweiligen Ausbildungsberufen mit den Themen Gesundheit und Gesundheitsförderung konfrontiert. Sie werden teilweise auf die Rolle von Experten und Anleitern oder auf die Rolle von positiven Vorbildern vorbereitet. Festzustellen, inwieweit sie diese Kompetenzen bereits in der Ausbildung umsetzen und praktizieren, ist Teil dieser Arbeit. Dazu wird im nächsten Abschnitt zunächst erläutert, was der Begriff „Gesundheit" beinhaltet und wie diese gemessen werden kann.

2.2 Definition und Messung von Gesundheit

Bis heute liegt keine eindeutige und allgemein anerkannte Definition des Begriffes „Gesundheit" vor. Um sich dem Begriff zu nähern, ist zunächst ein Blick auf die Bedeutung des Wortes „Krankheit" erforderlich. Im allgemeinen Sprachgebrauch bezeichnet Krankheit „Störungen im Ablauf der normalen Lebensvorgänge in Organen und Organsystemen durch einen Reiz, der zu einer von der Norm abweichenden vorübergehenden Beeinträchtigung der phys. Funktionen und/oder der psych. Befindlichkeit, ggf. auch zu wahrnehmbaren körperl. Veränderungen, im Extremfall zum Tod führt..." (Brockhaus Enzyklopädie, 1990, p. 144). In wissenschaftlicher und rechtlicher Hinsicht kann Krankheit vielfältig gedeutet werden. So teilt das Klassifikationssystem ICD-10 einzelne Krankheitsbilder ein, ohne eine übergeordnete Definition festzulegen. Gesetzestexte definieren den Begriff je nach Rechtsprechung unterschiedlich. Generell gelten das Vorhandensein von objektiv feststellbaren körperlichen, geistigen oder seelischen Störungen beziehungsweise Veränderungen (auch des Wohlbefindens), Einschränkungen in der Leistungsfähigkeit und die Notwendigkeit professioneller Betreuung als unabdingbare Kriterien zur Kennzeichnung des Begriffes Krankheit (Franke, 2010).

Das Wort „gesund" bedeutet in der deutschen Sprache so viel wie „stark", „unverletzt" und „nicht krank". Von der Wortherkunft wird Gesundheit also aus der Abwesenheit von Krankheit abgeleitet, wie es auch in vielen Definitionsversuchen angewandt wird. Gleichzeitig impliziert es aus seiner historischen Bedeutung das Vorhandensein von körperlicher Kraft und Unversehrtheit (Blättner & Waller, 2011). Die Gesundheit allein auf die Abwesenheit von Krankheit zu reduzieren, wird heute als kritisch angesehen. Es wird vielmehr betont, dass zwischen den beiden Bereichen eine Vielzahl von Zwischenstufen existieren und somit bei dem Nicht-Vorhandensein von Krankheit, Gesundheit nicht automatisch besteht (Schwartz et al., 2012). Ferner ist aus weiteren Definitionen ersichtlich, dass Gesundheit im Gegensatz zu Krankheit eine subjektive Sicht zulässt, die über die objektiv messbare Abwesenheit von Krankheit hinausgeht (Blättner & Waller, 2011). Ein Beispiel hierfür ist die Verfassung der WHO aus dem Jahre 1946, die Gesundheit als Grundrecht aller Menschen sieht, unabhängig von Rasse, Religion, politischer Überzeugung oder wirtschaftlicher und sozialer Stellung und sie wie folgt definiert: „Health is a state of complete physical, mental and social well-being and not merely the absence of disease or infirmity" (WHO, 1946, p.2). Diese Begriffserläuterung zeichnet sich insbesondere dadurch aus, dass sie Gesundheit positiv formuliert, als einen Zustand definiert, und an das Ende eines Kontinuums als den optimalen Zustand setzt. Außerdem schließt sie das subjektive Empfinden ein und definiert Gesundheit mehrdimensional, nämlich als körperliches, mentales und soziales Erleben (Blättner & Waller, 2011). Die WHO-Definition findet heute noch weite Verbreitung und Anerkennung. Allerdings wird sie auch häufig kritisiert, weil es sich bei Gesundheit nicht um einen Zustand, sondern vielmehr um einen Prozess handele und der angestrebte Zustand des vollständigen Wohlbefindens im realen Leben für die Mehrheit der Bevölkerung niemals erreichbar sei (Schwartz et al., 2012).

Neben der WHO-Definition lassen sich weitere Dimensionen des Begriffes Gesundheit ableiten, die aus subjektiven Konzepten und Theorien entstanden sind. So wird Gesundheit auch als Gleichgewicht verstanden, gekennzeichnet durch subjektives körperliches und psychisches Wohlbefinden, innere Ruhe, Ausgeglichenheit und Lebensfreude, also als ein Idealzustand, ähnlich wie sie die WHO definierte (Blättner & Waller, 2011; Franke, 2010). Ebenso kann Gesundheit als Reservoir an Energie verstanden werden, dessen Basis in der Kindheit gelegt wurde und die als Stärke und Widerstandskraft gesehen wird, die sich im Laufe des Lebens erhöhen oder verringern kann (Blättner & Waller, 2011). Des Weiteren wird Gesundheit als Leistungsfähigkeit und Rollenerfüllung diskutiert, also als die Fähigkeit Aufgaben,

Arbeit und Leistung erbringen zu können (Blättner & Waller, 2011; Franke, 2010). Weitere Definitionen sehen Gesundheit als Flexibilität oder Anpassung an. Sie gehen davon aus, dass Menschen gesund sind, wenn sie in der Lage sind, auf Risiken zu reagieren und Schwierigkeiten zu überwinden beziehungsweise wenn sie die Fähigkeit haben, sich der Umgebung sowie den eigenen Bedürfnissen anzupassen (Franke, 2010). Blättner und Waller versuchen sich darauf aufbauend an einer neuen Definition von Gesundheit für die Gesundheitswissenschaft, auf die sich diese Arbeit im Weiteren bezieht: „Gesundheit beschreibt das körperliche, mentale und soziale Handeln und Erleben von Menschen zu einem bestimmten Zeitpunkt auf einem Kontinuum optimaler Möglichkeiten bis hin zu stärksten Einschränkungen. Gesundheit wird als Gesundsein immer subjektiv erlebt und ist nur in Verbindung mit dieser lebensgeschichtlich in spezifischen Lebensbedingungen entstandenen Subjektivität messbar" (2011, p.86). Diese Definition soll auch der Herausforderung begegnen, einen Begriff zu operationalisieren, für den es keine einheitliche Definition gibt.

Generell kann das komplexe Konstrukt Gesundheit mithilfe von gesundheitsbezogenen Indikatoren und Gesundheitsindizes wissenschaftlich messbar gemacht werden. Zu den Indikatoren, die den gesundheitlichen Status eines Individuums beziehungsweise einer Gruppe erfassen können, zählen zum Beispiel die Morbidität (Krankheitsmaße), Mortalität (Sterblichkeitsmaße), Invalidität, selbst wahrgenommene Gesundheit sowie Maße zur Risikobelastung von Personen. Die Morbidität und Mortalität zeichnen sich dadurch aus, dass sie auf dem Konzept negativer Gesundheit und auf dem Vorhandensein beziehungsweise der Abwesenheit von Krankheit basieren. Sie beziehen sich zum Beispiel auf Personen, die (in einem bestimmten Zeitraum) erkranken, einen Arzt aufsuchen oder sterben. Es muss zumeist eine professionelle Messung durch einen Arzt vorliegen, um die Morbidität oder Mortalität zu berechnen. Da jedoch, wie bereits beschrieben, die Gesundheit zu einem großen Teil auf der subjektiven Wahrnehmung basiert, besteht die Möglichkeit, die Selbsteinschätzung des Gesundheitszustandes zu erfassen. Hierfür wurde eine Vielzahl von Instrumenten entwickelt. Diese erfassen unter anderem eine Einschätzung des allgemeinen Gesundheitszustandes, chronische Krankheiten oder Behinderungen beziehungsweise subjektive Angaben über Beschwerden und Symptome, Vitalität, emotionale Befindlichkeit und Depressivität (Schwartz et al., 2012). Ein Beispiel ist der Work Ability Index (WAI), der als Instrument zur subjektiven Bestimmung der Arbeitsfähigkeit auch gesundheitszentrierte Dimensionen aufgreift. Er erfasst unter anderem die aktuelle Anzahl ärztlich diagnostizierter

Krankheiten, krankheitsbedingte Ausfalltage innerhalb der der Befragung vorange-gangenen zwölf Monate sowie mentale Ressourcen und Befindlichkeiten, die auf den Selbstangaben der Studienteilnehmer/innen beruhen (Hasselhorn & Freude, 2007). Eingesetzt wurde dieses Instrument unter anderem in der Nurses' early exit study (NEXT-Studie) (Simon et al., 2005). In Deutschland wird in vielen bundesweiten Studien auf die Selbsteinschätzung des Gesundheitszustandes zurückgegriffen, wie zum Beispiel im Mikrozensus, sozioökonomischen Panel, telefonischen Ge-sundheitssurvey des Robert Koch-Instituts (RKI), Kinder- und Jugendgesundheits-survey (KiGGS) und in der BELLA-Studie. In diesen Studien wurden vor allem die Einschätzung des allgemeinen Gesundheitszustandes, das Vorliegen von Behinde-rungen und Krankheiten sowie psychische Auffälligkeiten abgefragt (Blättner & Waller, 2011). Wie sich dabei zeigte, muss jedoch beachtet werden, dass „soziale und demografische Faktoren wie Geschlecht, Alter, soziale Schicht und Migra-tionshintergrund die eigene Einschätzung der Gesundheit verändern" (ebd., 2011, p. 75). Schließlich können auch Parameter, die die Gesundheit beeinflussen und mit ihr in Zusammenhang stehen, gemessen werden. Dazu gehören die soziale Lage, Umweltrisiken, Gesundheits- und Risikomerkmale, wie zum Beispiel Übergewicht und Adipositas, sowie Lebens- und Verhaltensweisen (Schwartz et al., 2012). Auf Letztere wird im folgenden Kapitel genauer eingegangen.

2.3 Gesundheitsrelevante Lebens- und Verhaltensweisen

Unterschiede im Gesundheitszustand zwischen Individuen oder ganzen Bevöl-kerungsgruppen können an verschiedenen Parametern festgemacht und erklärt werden. Einen besonders relevanten Faktor stellen Verhaltensweisen dar, die einen direkten Einfluss auf die Gesundheit ausüben können, das sogenannte Gesundheitsverhalten (Franke, 2010).

Der amerikanische Medizinsoziologe Koos hat den Begriff des Gesundheits-verhaltens (health behaviour) seit dem Jahr 1954 geprägt und alle Aspekte des Verhaltens, die in einem Zusammenhang mit Gesundheit und Krankheit ste-hen, eingeschlossen (Blättner & Waller, 2011). Später definierten Kals & Cobb Gesundheitsverhalten im Unterschied zu Krankheits- und Patientenverhalten als „jegliche Aktivität, die von einer sich gesund fühlenden Person unternommen wird, um Krankheiten zu verhüten oder sie in einem beschwerdefreien Stadium zu entdecken" (Kals & Cobb, 1966 zit. nach Blättner & Waller, 2011, p. 171). Diese Definition impliziert, dass die Personen gezielte Handlungen durchführen. Das

Gesundheitsverhalten ist aber vielmehr Teil einer umfassenden Lebensweise. Schwartz et al. schlagen deshalb vor, von gesundheitsrelevantem Verhalten zu sprechen, das „(...) als Teil eines spezifischen Lebensstils betrachtet [wird], der sozio-kulturell geformt ist und den sich Individuen über Lernen, Gewohnheitsbildung und Prozesse sozialen Vergleichs aneignen" (2012, p. 145). Dementsprechend haben viele Wissenschaftler eine weitere Unterteilung des Begriffes vorgenommen, sodass heute allgemein von gesundheitsförderndem und gesundheitsriskantem Verhalten gesprochen wird (Blättner & Waller, 2011). Als gesundheitsfördernd gilt zum Beispiel die regelmäßige körperliche Aktivität, gesunde Ernährung und Teil-nahme an regelmäßigen Vorsorgeuntersuchungen. Als Risikoverhalten kann da-gegen Rauchen, Alkoholkonsum, Drogenmissbrauch und riskantes Sexualver-halten bezeichnet werden. Alle diese Faktoren können die Gesundheit entweder nach-weislich fördern oder sie gefährden und dabei einen Einfluss auf die Entwicklung von bedeutenden Krankheiten nehmen (Blättner & Waller, 2011; Knoll, Scholz & Rieckmann, 2013).

Zu den wichtigsten chronisch-degenerativen Erkrankungen in Deutschland zählen allgemein die Herz-Kreislauf-Erkrankungen, verschiedene Krebsarten und Diabetes mellitus (Schwartz et al., 2012). Als gesundheitsfördernder Faktor kann die körperliche Aktivität das Risiko für die Entstehung von Herzkrankheiten, Krebserkrankungen sowie Typ-II-Diabetes senken. Darüber hinaus wird vermutet, dass ausreichende Bewegung einen positiven Einfluss auf das Wohlbefinden hat und somit bei körperlich aktiven Personen seltener Depressionen auftreten. Ebenso kann eine ausgewogene und vielseitige Ernährung aus täglich etwa 20% Eiweiß, 30% Fett und 50% Kohlenhydraten vor Krankheiten schützen und zur Reduzierung oder Heilung von ernährungsbedingten Krankheiten beitragen. Das größte Pro-blem, das oftmals im Zusammenhang mit einer ungesunden Ernährung auftritt, ist das daraus folgende Übergewicht (Knoll et al., 2013). Das Körpergewicht eines Menschen ist ein wichtiges Merkmal seiner Gesundheit, denn Übergewicht gilt als ein wesentlicher Risikofaktor für die Entstehung des Typ-II-Diabetes aber auch für viele Krebserkrankungsarten. Es erhöht nicht nur das Risiko zu erkranken, son-dern gilt auch als bedeutsamer Faktor für die Frühsterblichkeit bei Herz-Kreislauf-Erkrankungen und Krebs. Die rasante und anhaltende Verbreitung von Übergewicht und Adipositas in der westlichen Gesellschaft wird vor allem mit drei der wesent-lichen Determinanten des Gesundheitsverhaltens in Verbindung gebracht: dem Anstieg ungünstiger Ernährungsgewohnheiten, wie zum Beispiel dem Verzehr von Fast Food-Produkten, dem zunehmenden Mangel an körperlicher Aktivität

(Schwartz et al., 2012) und dem vermehrten Alkoholkonsum (Knoll et al., 2013). Letzterer stellt zudem einen direkten Risikofaktor für die Erkrankung an Diabetes mellitus Typ-II dar. Des Weiteren besteht überzeugende Evidenz für ein erhöhtes Risiko der Entstehung verschiedener Krebsarten, wie Tumore in Brust, Speiseröhre, Mundhöhle, Rachen, Kehlkopf und Dickdarm, durch Alkohol (Schwartz et al., 2012). Als besonders gefährdend für die Gesundheit gilt außerdem das Rauchen. Rauchen ist für die Entstehung von etwa einem Drittel aller Krebserkrankungen verantwortlich. Es gilt zudem als relevanter Risikofaktor bei der Entwicklung von Herz-Kreislauf-Erkrankungen, chronischer Bronchitis und peripheren Durchblutungsstörungen (Blättner & Waller, 2011). Körperliche Aktivität, Ernährung, Alkoholkonsum und Rauchen gelten heute als die vier klassischen Determinanten des Gesundheitsverhaltens (Franke, 2010).

Zusammenfassend lässt sich festhalten, dass man aus gesundheitsrelevanten Lebens- und Verhaltensweisen einen Eindruck über die Einstellung von Individuen zu ihrer Gesundheit sowie den Grad der Gesundheitsgefährdung gewinnen kann. Zudem bieten diese modifizierbaren Verhaltensweisen einen guten Ansatzpunkt für Interventionen im Rahmen der Primärprävention[1] (Bormann, 2012). Im nächsten Kapitel werden das Verhalten und der Gesundheitszustand von jungen Erwachsenen in Deutschland dargestellt.

2.4 Gesundheit von jungen Erwachsenen in Deutschland

„Auszubildende bilden zahlenmäßig die größte Gruppe der Jugendlichen zwischen 16 und 25 Jahren in Deutschland" (Kaminski, Nauerth & Pfefferle, 2008, p. 38). Dieser Sachverhalt deutet im Umkehrschluss darauf hin, dass sich viele Auszubildende während der Lehre noch in einem Prozess des Heranwachsens befinden. Die Phase des Erwachsenwerdens (auch Adoleszenz genannt) ist eine besonders vulnerable Phase im Leben des Menschen. Sie markiert den Übergang von der Kindheit zum Erwachsenenalter. Zeitlich ist sie somit in etwa in der Alterspanne vom 13. bis zum 24. Lebensjahr angesiedelt. Insbesondere die obere Grenze hängt stark von gesellschaftlichen Einflüssen ab und kann auch höher angesetzt werden (Remschmidt, 2013). In den bundesweiten Surveys des RKI werden dagegen für das

---

[1] Die Primärprävention ist auf die Verhinderung von Krankheitsrisiken und –ursachen ausgerichtet. Maßnahmen der primären Prävention setzen bei der Veränderung persönlicher Verhaltensweisen sowie von Lebensverhältnissen an (Bormann, 2012).

Jugendalter 14- bis 17-Jährige herangezogen (Lange et al., 2007), während die 18- bis 29-Jährigen als jüngste Altersgruppe der Erwachsenen definiert werden (Kamtsiuris et al., 2013). Wenn in dieser Arbeit vom Jugendalter und jungen Erwachsenen gesprochen wird, sind vor allem die 16- bis 30-Jährigen gemeint. Diese Spanne wurde nach Kenntnis der Altersverteilung der befragten Auszubildenden gewählt.

Als vulnerable Phase wird dieser Lebensabschnitt bezeichnet, weil in dieser Zeit eine Vielzahl von biologischen, psychischen und sozialen Veränderungen stattfinden. Dazu gehören unter anderem die sexuelle Reifung, die Neuentwicklung des Selbstkonzeptes und Selbstwertgefühls sowie die Ausweitung von sozialen Beziehungen. Hierbei kommt es häufig zu einer Problemverdichtung bis hin zu regelrechten Krisen des Selbstkonzeptes der Heranwachsenden. Stehen in diesen Momenten die Ressourcen einer vollständigen familiären Sozialisation, beispielsweise durch das Fehlen eines Elternteils oder die einseitige beziehungsweise fehlerhafte Unterstützung der Eltern bei der Entwicklung, wie es aufgrund sozioökonomischer und soziokultureller Benachteiligung der Fall sein kann, nicht zur Verfügung, dient gesundheitsschädigendes Verhalten oftmals als Mittel der Kompensation. Erschwerend kommt in der Phase des Erwachsenwerdens die Anfälligkeit für den Druck der Gruppe der Gleichaltrigen (Peergroup) sowie für Werbung jeglicher Art hinzu, die den Griff zu Alkohol, Zigaretten oder sogar Drogen ebenfalls fördern können (Schwartz et al., 2012). Es handelt sich bei den Jugendlichen bis jungen Erwachsenen also um eine besondere Gruppe, deren Gesundheitsverhalten und Zustand deshalb gesondert betrachtet werden sollte.

Daten zu gesundheitsrelevanten Parametern für diese Gruppe liegen für Deutschland aus verschiedenen Quellen vor. So gibt es die Ergebnisse des Mikrozensus, einer seit 1957 jährlich erhobenen Repräsentativstatistik über die Bevölkerung und den Arbeitsmarkt in Deutschland. Alle vier Jahre enthält der Zensus ein zusätzliches Fragenprogramm, anhand dessen Angaben zum Gesundheitszustand sowie zu gesundheitsrelevantem Verhalten der Bevölkerung erhoben werden (Statistisches Landesamt Rheinland-Pfalz, 2010). Die letzten Ergebnisse stammen aus dem Jahr 2009. Der Gesundheitszustand wurde darin anhand des Vorliegens von Krankheiten und Unfallverletzungen festgemacht. Dabei wurden alle Krankheiten und Verletzungen, unter denen die Befragten während des Berichtszeitraumes (Erhebungstag plus die vorherigen vier Wochen) litten, berücksichtigt, wenn diese die Betroffenen bei der Verrichtung ihrer üblichen Beschäftigungen beeinträchtigten. Bei der Altersgruppe der 15- bis 20-Jährigen litten etwa 9% an

Krankheiten und Unfallverletzungen, während in den Gruppen der 20- bis 25-Jährigen sowie 25- bis 30-Jährigen 10% beziehungsweise 11% betroffen waren. Mit dem Alter steigt die Häufigkeit erwartungsgemäß an, sodass die 60- bis 65-Jährigen mit nahezu 17% Kranken und Unfallverletzten einen deutlich schlechteren Ge-sundheitszustand aufwiesen als die Jugendlichen (Statistisches Bundesamt, 2011a). Im Mikrozensus 2009 wurden auch die Rauchgewohnheiten und Körpermaße betrachtet. Während sich in der Altersgruppe zwischen 15 bis 20 Jahren eine rela-tiv geringe Raucherquote von 17,5% zeigte, liegt diese bei den 20- bis 25-Jährigen bereits bei über 36% und erreicht ihren Zenit unter den 25- bis 30-Jährigen mit einem Anteil von knapp über 38%. Ab dem 30. Lebensjahr nimmt die Quote dann wieder ab. Der Anteil bei den Männern liegt jeweils höher als bei den Frauen (Statistisches Bundesamt, 2011b). Anhand der Körpermaße „Größe" und „Gewicht" wurde in der Statistik der Body-Mass-Index (BMI) und dadurch der Anteil der überge-wichtigen und stark übergewichtigen Personen ab 18 Jahren ermittelt. Dieser liegt in den Altersgruppen der 18- bis 20-Jährigen, 20- bis 25-Jährigen und 25- bis 30-Jährigen entsprechend bei etwa 18%, 24% und 32%. Dieser Anstieg von Übergewicht setzt sich in den weiteren Altersabschnitten fort (Statistisches Bundesamt, 2011c).

Eine weitere wichtige Datenquelle ist das Gesundheitsmonitoring des RKI, in dessen Rahmen auch die „Studie zur Gesundheit Erwachsener in Deutschland" (DEGS1) durchgeführt wird. Aktuelle repräsentative Daten zur Gesundheit der in Deutschland lebenden Bevölkerung im Alter von 18 bis 79 Jahren liegen aus der ersten Erhebungswelle von 2008 bis 2011 vor. Bei der Beschreibung der Ergebnisse macht das RKI auch Angaben für die Altersgruppe der 18- bis 29-Jährigen. Die DEGS1 ermittelte in dieser Altersgruppe einen Anteil von übergewichtigen Frauen von 30%, von denen knapp ein Drittel der Kategorie „adipös" angehörte. Bei den Männern waren sogar etwa 35% übergewichtig und 9% davon adipös. Insbesondere in dieser Altersgruppe der jungen Erwachsenen hat sich die Adipositasprävalenz im Vergleich zu den vergangenen Jahren weiter erhöht und scheint mehr und mehr zum gesundheitlichen Problem zu werden. Die Autoren hoben in diesem Kontext hervor, dass nach Ergebnissen im KiGGS zudem die Prävalenz von Adipositas bereits unter den 14- bis 17-Jährigen fast genauso hoch ist wie bei den 18- bis 29-Jährigen (Mensink, Schienkiewitz, et al., 2013). Analog dazu wurde in der DEGS1 festge-stellt, dass zwar 37% der jungen Erwachsenen regelmäßig mindestens zwei Stun-den pro Woche Sport treiben, 22% allerdings gar keinem Sport nachgehen (Krug et al., 2013). Auch der Konsum von Obst und Gemüse wird als unzulänglich einge-schätzt und nur ein sehr geringer Teil der Bevölkerung kommt den Empfehlungen der Deutschen Gesellschaft für Ernährung (DGE) nach, die einen Verzehr von etwa fünf Portionen Obst und Gemüse am Tag befürworten. Nur 14% der Frauen und 5% der Männer zwischen 18 und 29 Jahren essen täglich diese Menge, womit der Konsum in dieser Altersgruppe besonders gering ist (Mensink, Truthmann, et al., 2013). Des Weiteren wurde in der Studie der Gebrauch von Suchtmitteln untersucht. Die Prävalenz von täglichem und gelegentlichem Rauchen lag unter den 18- bis 29-Jährigen Frauen bei 40% und unter den Männern bei 47%. In allen anderen Altersgruppen war die Prävalenz geringer, was die Ergebnisse des Mikrozensus bestätigen, wonach besonders junge Erwachsene häufiger rauchen (Lampert, von der Lippe & Müters, 2013). Ein ähnliches Bild zeigt sich auch beim Alkoholkonsum. So kommt riskanter Alkoholkonsum und Rauschtrinken, gemessen mithilfe der Selbstauskunft, am häufigsten in der Altersgruppe von 18 bis 29 Jahren vor. 36% der Frauen und 54% der Männer zeigten hier Risikokonsum und sogar 21% beziehungsweise 48% entsprechend Anzeichen von Rauschtrinken. Insbesondere die jungen Männer in Deutschland weisen somit einen gefährlichen Umgang mit Alkohol auf (Hapke, v. der Lippe & Gaertner, 2013). Ergebnisse der DEGS1 weisen darüber hinaus darauf hin, dass depressive Erkrankungen in der deutschen Bevölkerung weit verbreitet sind. Sie bestätigen dabei die besondere Vulnerabilität der jungen Erwachsenen, die, was das Vorliegen einer depressiven Symptomatik angeht, die höchste Prävalenz (10%) aufwiesen. Die auf Selbstangaben beruhende 12-Monats-Prävalenz von diagnostizierter Depression lag in derselben Altersklasse bei knapp 4% (Busch, Maske, Ryl, Schlack & Hapke, 2013).

Bei nahezu allen aufgeführten Parametern gab es neben alters- und geschlechts-spezifischen Differenzen auch soziale Unterschiede. Personen mit einem niedrigen oder mittleren sozioökonomischen Status (SES) sind häufiger von Adipositas betroffen, seltener sportlich aktiv, verzehren seltener fünf Portionen Obst und Gemüse am Tag, rauchen deutlich häufiger und haben ein größeres Risiko für depressive Erkrankungen als Personen mit einem hohen SES (Busch et al., 2013; Krug et al., 2013; Lampert, von der Lippe, et al., 2013; Mensink, Schienkiewitz, et al., 2013; Mensink, Truthmann, et al., 2013). Lediglich beim riskanten Alkoholkonsum zeigte sich, dass dieser bei den Frauen mit höherem Sozialstatus häufiger vorkommt als in den niedrigeren Schichten (Hapke et al., 2013). Sich über die Besonderheiten der verschiedenen sozialen Schichten, Geschlechter und Altersgruppen im Klaren zu sein, ist wichtig für die Entwicklung von zielgruppenorientierten Maßnahmen der Prävention (Lampert, von der Lippe, et al., 2013).

Die schulische und berufsvorbereitende Qualifikationsphase hat sich als ein dominantes Merkmal der Jugendphase herausgestellt (Hurrelmann, 1991). Aus diesem Grund hat sich eine Studie speziell mit dem subjektiven Gesundheitszustand und dem gesundheitsrelevanten Verhalten von Auszubildenden an Bielefelder Berufskollegs beschäftigt. Im Rahmen der Studie wurden im Frühjahr 2005 über 500 Jugendliche zwischen 16 und 25 Jahren aus 21 verschiedenen Ausbildungsberufen, die hauptsächlich im technischen und kaufmännischen Bereich anzusiedeln sind, befragt. Von ihnen bezeichneten 8% ihren Gesundheitszustand als ausgezeichnet, 26% als sehr gut, 54% als gut und 12% als weniger gut oder schlecht. Als gesundheitliche Beschwerden die innerhalb des vorangegangenen halben Jahres sehr oft oder oft aufgetreten waren, wurde Müdigkeit am häufigsten genannt. Mehr als die Hälfte der weiblichen Auszubildenden nannte zudem auch Nacken- und Schulterprobleme sowie Kopfschmerzen. Insgesamt wiesen etwa 19% der Studienteilnehmer/innen Übergewicht oder Adipositas auf. Fast die Hälfte der Befragten fand es sehr wichtig oder wichtig, gesund zu essen, jedoch war ein Drittel weniger als einmal pro Woche sportlich aktiv. Der Anteil der Raucher/innen unter den Auszubildenden war mit 55% noch höher als bei den jungen Erwachsenen in der DEGS1. Darüber hinaus konsumierten 5% täglich, 21% mehrmals wöchentlich und 51% einmal pro Woche Alkohol. 24% gaben an, nie Alkohol zu sich zu nehmen (Kaminski et al., 2008).

Die Ergebnisse der verschiedenen Untersuchungen zeigen, dass die jungen Erwachsenen Vorteile im Gesundheitszustand gegenüber der älteren Bevölkerung haben. Jedoch haben auch sie gesundheitliche Beschwerden und weisen bei einzelnen Krankheiten, wie bei der depressiven Symptomatik, bereits hohe Prävalenzen auf. Insbesondere für den Konsum von Zigaretten und Alkohol sind die Jugendlichen besonders anfällig, wie alle drei Studien bestätigen. Die Berufsausbildungsphase kommt bei den Auszubildenden als ein weiterer Einfluss- und Belastungsfaktor hinzu, denn „Belastungen und Konflikte in Arbeitsbereichen und zunehmend auch den ihnen vorgelagerten Bildungs- und Ausbildungsbereichen gehören (...) zu den wesentlichen Quellen für gesundheitliche Beeinträchtigung" (Hurrelmann, 1991, p. 12). Deshalb soll im folgenden Abschnitt dargestellt werden, welche konkreten Belastungen in den sozialen und pflegerischen Berufen herrschen und welche Perspektiven sich für diese Berufe in naher Zukunft abzeichnen.

2.5 Arbeitssituation und Zukunftsperspektiven in der Pflege und Erziehung

2.5.1 Arbeitsbelastungen

Beschäftigte sind in ihren Berufen verschiedenen Belastungen am Arbeitsplatz ausgesetzt, die einen starken Einfluss auf ihr physisches und psychisches Wohlbefinden ausüben. Die eher traditionellen gesundheitlichen Risiken bei der Arbeit liegen vor allem im Umgang mit chemischen und toxischen Stoffen sowie in der Verrichtung von passiven, monoton-repetitiven und maschinenähnlichen Arbeiten, oft im Zusammenhang mit einer Beschleunigung der Arbeitsschritte. Im Vordergrund stehen zudem schlechte ergonomische Arbeitsbedingungen, zu denen Arbeit unter Lärm und schlechten Lichtverhältnissen gehört. Schwere körperliche Arbeit, anforderungsarme Tätigkeiten, mangelnde Anerkennung für geleistete Arbeit, das Gefühl geringer Kontrolle über die Arbeit sowie fehlende Kooperations- und Kommunikationsbeziehungen wirken sich ebenfalls allesamt negativ auf das Wohlbefinden und die Gesundheit Beschäftigter aus (Hurrelmann, 1991).

Belastungen in der Pflege

Die Pflege ist ein Arbeitsbereich mit sehr spezifischen Anforderungen und Belastungen. Als problematisch muss die Tendenz zur Ökonomisierung der Pflege gesehen werden, wodurch betriebswirtschaftliche Interessen immer mehr im Vordergrund stehen und der Druck auf die Pflegekräfte wächst. Es herrschen strikte Zeitvorgaben für einzelne Tätigkeiten, sodass Beschäftigte unter erhöhtem Zeitdruck stehen und ein hohes Arbeitstempo absolvieren müssen, was eine wesentliche psychische Belastung darstellt. Für die Interaktion mit Patienten/innen, Bewohnern/innen und Klienten/innen, die im Mittelpunkt der Pflegetätigkeit steht, bleibt dabei wenig Zeit und eine individuelle und psychosoziale Betreuung ist kaum mehr möglich. Verschärft wird dieser Umstand durch die Zunahme von administrativen Aufgaben, wie der Dokumentation pflege-, fall- und leistungsbezogener Daten, die die Pflegekräfte zusätzlich erledigen müssen (Glaser & Höge, 2005; Hien, 2009).

Bei der Interaktionsarbeit sowohl mit den zu pflegenden Personen als auch deren Angehörigen können Konflikte auftreten, die die Arbeit für die Beschäftigten erschweren. Sozialer Stress, der Umgang mit schwierigen, teilweise demenzkranken

Patienten/innen sowie überhöhte Ansprüche von Angehörigen stellen in allen Pflegebereichen eine psychische Belastung dar. Teilweise sehen sich die Pflegekräfte mit verbaler bis hin zu körperlicher Gewalt konfrontiert (Glaser & Höge, 2005). In der ambulanten Pflege ist das Konfliktpotenzial besonders hoch, da hier die Pflege durch Laien mit der professionellen Pflege abgestimmt werden muss (Büssing, Glaser & Höge, 2004). Der Umgang mit leidenden und sterbenden Menschen, Aussichtslosigkeit auf eine Besserung des Gesundheitszustandes und die Konfrontation mit dem Tod stellt für alle Pflegekräfte eine große Herausforderung dar und gilt als eine der Hauptbelastungen sowohl im stationären als auch im ambulanten Bereich (Gregersen, 2005).

Ein wesentlicher Belastungsfaktor ist zudem die Arbeitszeit. In der Pflege wird hauptsächlich im Dreischichtbetrieb gearbeitet, der sich in den Früh-, Spät- und Nachtdienst aufteilt. Die geforderte große zeitliche Flexibilität und die geringe Möglichkeit der Gestaltung der Arbeitszeiten empfinden viele als belastend. Hinzu kommen häufig anfallende Überstunden und Wochenendarbeit (Glaser & Höge, 2005).

Bei der körperlichen Belastung stehen schweres Heben, Tragen und Lagern von Patienten/innen im Vordergrund, wobei die Anzahl der Patiententransfers in der Altenpflege höher ist als im Krankenhaus. Daraus resultierend ergibt sich ein deutlich erhöhtes Risiko für Erkrankungen der Wirbelsäule (Hofmann & Michaelis, 1999). Viele Altenpflegekräfte verzichten aus Zeitgründen auf die Verwendung von Hebehilfen wie Lifter oder Drehscheiben bei den Transfers von Bewohnern/innen, weil diese, falls überhaupt vorhanden, zum Beispiel aus anderen Räumen herbeigeholt werden müssten (Hien, 2009). In der ambulanten Pflege verstärken enge Räume, unzureichende Ausstattung und fehlende Hilfsmittel in den Privatwohnungen der Klienten/innen die körperlichen Belastungen. Die Möglichkeit der Zuhilfenahme von Kollegen/innen beim Lagern der Patienten/innen ist hier häufig nicht gegeben, vielmehr sind die Pflegekräfte bei der Arbeit auf sich alleine gestellt. Erschwert wird dadurch auch die Absprache mit den anderen Mitarbeitern/innen des Pflegedienstes (Büssing et al., 2004; Gregersen, 2005). Die Verrichtung der Arbeit in der häuslichen Umgebung der Klienten/innen ist ein besonderes Merkmal der ambulanten Pflege. Spezifisch ist hier, dass die Beschäftigten einem festen Tourenplan zwischen den verschiedenen pflegebedürftigen Personen folgen und ein wesentlicher Teil der Arbeit somit aus Fahrzeiten besteht. Durch eine enge Taktung sind diese Fahrten häufig die einzigen Pausen während des Arbeitstages.

Belastend für die Beschäftigten ist hier vor allem der Zeitdruck, der sich entwickelt, wenn es auf den Fahrten zu Staus kommt oder sie länger nach Parkplätzen suchen müssen (Glaser & Höge, 2005).

Sowohl in der stationären als auch in der ambulanten Altenpflege wird außerdem die mangelnde gesellschaftliche Anerkennung als einer der Hauptbelastungsfaktoren von den Pflegekräften angegeben (Gregersen, 2005). Anerkennung im Beruf erfolgt zum Beispiel durch eine ausreichende Vergütung der Arbeitsleistung. Bei einer Befragung ambulanter Pflegekräfte in Berlin gaben 40% der Teilnehmer/innen an, die geringe Bezahlung als belastend zu empfinden (Büssing et al., 2004).

Durch die Organisation im Krankenhaus ergeben sich für die GuK spezielle Beanspruchungen. So gibt es bei der Arbeit im Krankenhaus vielfältige Schnittstellen zu anderen Berufsgruppen, wie Ärzten/innen und Hauswirtschaftlern/innen, woraus ein hohes Maß an Konfliktpotenzial bei der Abstimmung und Abgrenzung von Tätigkeiten resultiert (Glaser & Höge, 2005). Darüber hinaus sind die Kommunikation und Kooperation mit den Medizinern/innen für die Pflegekräfte oftmals schwierig und sozial belastend. Die unklare Rollenverteilung von pflegerischen, medizinischen und administrativen Aufgaben erschwert die Situation. Beschäftigte in der stationären Krankenpflege beklagen zudem den Platzmangel in den Patientenzimmern, enge Türen und Gänge und das dadurch körperlich anstrengende Verschieben von Betten (Hien, 2009). Eine direkte körperliche Gefahr, der die Gesundheits- und Krankenpfleger/innen vermehrt ausgesetzt sind, stellt zudem der Umgang mit toxischen, mutagenen und allergenen Stoffen dar. Erhöhte Infektionsgefahr, Strahlenexposition sowie die Gefahr von Schnitt- und Stichverletzungen sind häufig charakteristisch für ihre Arbeit (Glaser & Höge, 2005).

Belastungen in der Erziehung

Von den Belastungen in der Pflege sind die spezifischen Beanspruchungsfaktoren in der Kinderbetreuung abzugrenzen. Untersuchungen haben die Identifizierung von Belastungsfaktoren in diesem Bereich vor allem bei Erziehern/innen in Kindertagesstätten (Kitas) vorgenommen. Als körperliche Belastung wurde dabei von den Beschäftigten häufig das Heben und Tragen der Kinder angegeben. Zwar fällt diese Tätigkeit Arbeitsplatzbeobachtungen zufolge immer nur für einen sehr kurzen Zeitraum an und stellt daher kein besonderes Risiko dar, dennoch empfinden die Betroffenen selbst die Bewegung als problematisch. Unumstritten ist die

Belastung im Bereich des Muskel-Skelett-Systems durch ungünstige Sitzhaltungen. Die Erzieher/innen verrichten etwa zwei bis vier Stunden der täglichen Arbeit im Sitzen und verharren dabei lange Zeit in gebeugter oder gedrehter Körperhaltung. Häufig sitzen sie zudem nur auf niedrigen Kinderstühlen, in den Krippen oftmals sogar auf dem Boden. Dieser Umstand wird auch von den Beschäftigten selbst als belastend bewertet (Almstadt et al., 2012; Khan, 2009). Des Weiteren wird die Stimme in Kitas durch ständiges und vielfach lautes Sprechen stark beansprucht (Khan, 2009). Dies hängt eng mit einem weiteren wesentlichen und für die Arbeit in Kitas sehr spezifischen Belastungsfaktor zusammen, dem Lärm. Im Rahmen des Stress-Monitorings der BGW in Zusammenarbeit mit der Deutschen Angestellten-Krankenkasse (DAK) wurden 23 Berufsgruppen beziehungsweise Betriebsarten, darunter auch die Gruppe der Erzieher/innen, zu ihren arbeitsweltbezogenen Stressbelastungen befragt. 26% der Erzieher/innen gaben an, es träfe überwiegend oder völlig zu, dass an ihrem Arbeitsplatz ungünstige Umgebungsbedingungen wie Lärm, Klima und Staub herrschten. Insgesamt haben sie die Umgebungsbelastung, wozu zudem ungenügende Räume und Raumausstattung gehörten, höher bewertet als der Durchschnitt aller Berufsgruppen (Berger et al., 2001). In weiteren Studien wird Lärm durch die agierenden Kinder als Dauergeräuschpegel in den Kitas als größter Belastungsfaktor angesehen. Bei geistiger Arbeit beeinträchtigt bereits eine Lautstärke von 55 dB die Arbeitsleistung. Messungen in Einrichtungen der Kinderbetreuung wiesen Werte zwischen 80 bis 85 dB auf, was folglich als extreme Beanspruchung für die Beschäftigten gelten muss (Almstadt et al., 2012).

Darüber hinaus sind Erzieher/innen einer Vielzahl psychischer Belastungen ausgesetzt. Die Aspekte Zeitdruck und Arbeitsüberforderung werden dabei häufig thematisiert. Bei den Ergebnissen des Stress-Monitorings gehörten die Erzieher/innen eher dem Durchschnitt an. Knapp 13% gaben an, es träfe überwiegend zu, dass sie häufig unter Zeitdruck stünden. 12% sagten, dies träfe völlig zu, wobei diese Zahl im Vergleich zu den ebenfalls untersuchten Altenpfleger/innen eher niedrig ausfällt, von denen 42% ein völliges Zutreffen bestätigten (Berger et al., 2001). In anderen Untersuchungen litt dagegen etwa die Hälfte aller befragten Erzieher/innen unter Zeitdruck. Ebenso klagte etwas mehr als die Hälfte über Personalmangel, der sie negativ beanspruche. Aus dem Personalmangel resultieren ferner oftmals als zu groß empfundene Gruppen in den Kitas. In Studien klagten bis zu 80% der Befragten über zu hohe Gruppengrößen, wodurch für die Beschäftigten das Gefühl entsteht, nicht allen Kindern gerecht werden zu können (Khan, 2009). Dem Arbeitspensum und Zeitdruck gegenüber steht die Problematik fehlender Erholungsmöglichkeiten während der Arbeit (Almstadt et al., 2012). Die Beschäftigten müssen ständig aufmerksam sein und haben kaum oder lediglich kurze störungsfreie Pausen. Als erschwerend wird auch die Arbeit mit Kindern empfunden, die Verhaltensstörungen aufweisen, und deren Anzahl immer mehr zunimmt. Der Umgang mit Eltern ist ebenfalls ein potenzieller Belastungsfaktor. Die Erzieher/innen beklagen, dass Eltern an ihren pädagogischen Fähigkeiten zweifelten und zu hohe Ansprüche stellten (Khan, 2009).

Zusätzlich birgt die Arbeit in der Kita die Gefahr, häufiger an Infektionen, wie zum Beispiel Atemwegserkrankungen oder typischen Kinderkrankheiten, wie Windpocken, Mumps, Masern oder Röteln zu erkranken, die für Erwachsene eine besondere Gefahr darstellen. Bei der Arbeit mit Kleinkindern unter drei Jahren besteht durch Tätigkeiten wie das Wickeln der Kinder zudem ein erhöhtes Risiko der Hepatitis-A-Infektion (Almstadt et al., 2012).

2.5.2 Belastungsfolgen und Zukunftsperspektiven

Die Folgen dieser Belastungen in den Arbeitsbereichen der Pflege und Erziehung, die zu einem Großteil durch die organisatorischen Bedingungen in den Krankenhäusern, Heimen und Kitas herrühren, sind vielschichtig. Um die Zukunftsperspektiven für diese Berufe aufzuzeigen, müssen sie zusammen mit den allgemeinen Entwicklungen in der Demografie und auf dem Arbeitsmarkt in Deutschland betrachtet werden.

Im Rahmen des demografischen Wandels wird in Deutschland trotz erwarteten sinkenden Bevölkerungszahlen, der Anteil der älteren Bevölkerung wachsen. Da Ältere ein höheres Risiko für Krankheiten und Pflegebedürftigkeit haben, wird vermutet, dass die Anzahl der Patienten/innen in Krankenhäusern sowie der Menschen, die auf ambulante oder stationäre Pflege angewiesen sind, weiter zunehmen wird (Statistische Ämter des Bundes und der Länder, 2010). Gleichzeitig wird für drei Viertel aller deutschen Bundesländer, insbesondere für die ostdeutschen, von einem Rückgang des Erwerbspersonenpotenzials der 19- bis 64-Jährigen ausgegangen. Diese beiden Faktoren tragen dazu bei, dass sich insgesamt eine Versorgungslücke von fast bis zu einer halben Million Vollzeitäquivalenten im ambulanten und stationären Sektor ergibt. Diese Zahl kann lediglich geringer ausfallen, wenn entgegen dem beobachteten Trend die häusliche Pflege in Zukunft Vorrang gegenüber der vollstationären Pflege erhält (Rothgang, Müller & Unger,

2012). Für den Bereich der Erziehung kann durch den fortlaufenden Ausbau der Infrastruktur für die Kinderbetreuung von einem ähnlichen Szenario sowie einer wachsenden Bedeutung des Berufszweiges für die Gesellschaft ausgegangen werden (Dathe et al., 2012).

Erschwerend kommt zu dieser Situation hinzu, dass die pflegerischen und sozialen Berufe hohe Arbeitsunfähigkeitsquoten, Fluktuationsraten und Berufsaussteigerquoten aufweisen (Almstadt et al., 2012; Glaser & Höge, 2005). Eine Forschungsstudie aus Rheinland-Pfalz zeichnete anhand von Routinedaten einer Krankenkasse die Verweildauer im Beruf von Krankenpflegern/innen, Krankenpflegehelfern/innen sowie Alten- und Sozialpflegekräften nach. Bei denjenigen, die im Alter zwischen 20 bis 24 Jahren erstmals voll- oder teilzeitbeschäftigt in der Pflege waren, war die Erwerbstätigkeit für die Krankenpfleger/innen relativ stabil. Dagegen schieden 50% der Alten- und Sozialpflegekräfte im Bundesgebiet außerhalb von Rheinland-Pfalz schon etwa dreieinhalb Jahre nach Tätigkeitsbeginn wieder aus dem Beruf aus (Behrens, Horbach & Müller, 2009). In der Altenpflege fällt zudem auf, dass viele Berufsanfänger schon während oder kurz nach dem Ende der Ausbildung den Beruf wieder verlassen, nachdem sie die Realität des Pflegealltags kennengelernt haben (Dathe et al., 2012; Glaser & Höge, 2005). Eine Untersuchung in Deutschland, die sich erstmals näher mit dem Thema des vorzeitigen Berufsaustritts von Pflegepersonal beschäftigt hat, ist die NEXT-Studie. Nach ihren Ergebnissen hatten 18,5% des befragten Personals in Krankenhäusern, Pflegeheimen und ambulanten Diensten in den vorangegangenen zwölf Monaten mehrfach monatlich oder häufiger daran gedacht, den Pflegeberuf zu verlassen. Eine Möglichkeit, dem künftigen Mangel an Pflegepersonal entgegenzuwirken, besteht darin, das Personal länger im Beruf zu halten. Deshalb untersuchte die Studie außerdem die Gründe und Umstände des Berufsausstiegs. Daraus resultierten, nach der Art des Personals, das sich vermehrt Gedanken an den Berufsausstieg machte, zwei Gruppen: die motivierten Aussteiger, die jung und gut ausgebildet sind, sowie die resignierten Aussteiger, die eine schlechte Gesundheit und niedrige Arbeitsfähigkeit aufweisen (Hasselhorn et al., 2005).

Als wichtige „Push"-Faktoren[2] für einen vorzeitigen Ausstieg aus dem Beruf gelten in den Pflegeberufen die spezifischen Arbeitsbelastungen beziehungsweise deren

---

[2] „Push"-Faktoren sind negativ erlebte Aspekte, die beim Betroffenen den Wunsch erwecken, die aktuelle Arbeit aufzugeben (zum Beispiel Konflikte am Arbeitsplatz oder Gesundheitsbeeinträchtigungen)" (Hasselhorn et al., 2005, p. 13).

gesundheitlichen Folgen (Joost, 2007). In den Pflegeberufen lag der Krankenstand gemessen an den durchschnittlichen AU-Tagen pro Versichertenjahr im Jahr 2007 mit 14,6 Tagen bei Krankenpflegekräften und 17,4 Tagen bei den Altenpflegekräften über dem Durchschnitt aller Berufsgruppen (11,8 Tage). In der Pflege scheinen somit gesundheitsbelastendere Arbeitsbedingungen zu herrschen als in anderen Berufen (Goesmann & Nölle, 2009). Das wird auch daran deutlich, dass Beschäftigte in der Altenpflege einen schlechteren Gesundheitszustand und häufiger psychosomatische Beschwerden aufweisen als der Durchschnitt der berufstätigen Bevölkerung (Joost, 2007). Als häufige Belastungsfolgen wurden in der Pflege Rücken-, Nacken- und Schulterbeschwerden, Demotivation, Arbeitsunzufriedenheit, psychische Störungen und Burnout identifiziert (Glaser & Höge, 2005). Auch Erzieher/innen schätzen ihre Gesundheit aufgrund der Arbeitsbelastungen kritisch ein. Unter Berücksichtigung ihres Gesundheitszustandes und der Arbeitsbedingungen können sich 54% der befragten Beschäftigten in diesem Bereich nicht vorstellen, gesund durch die weitere Erwerbsphase zu kommen und lediglich 26% glauben, dass sie gesund das Rentenalter erreichen werden (Fuchs & Trischler, 2008). Bei ihnen zeigen sich vor allem psychische Beschwerden, wie ausgeprägte Stressreaktionen und emotionale Erschöpfung sowie psychosomatische Beschwerden, wie beispielsweise Rücken-, Kreuz- und Nackenschmerzen sowie Kopfschmerzen (Khan, 2009).

Erkrankungen des Muskel-Skelett-Systems sowie psychische Beeinträchtigungen scheinen daher in den pflegerischen und sozialen Berufen eine besondere Gefährdung für die Gesundheit und Arbeitsfähigkeit der Beschäftigten darzustellen. Inwieweit diese Krankheiten schon bei Auszubildenden aus diesen Bereichen vorliegen und wie sich der Gesundheitszustand im Allgemeinen sowie das gesundheitsrelevante Verhalten der Auszubildenden darstellen, wird im folgenden Abschnitt zunächst anhand des aktuellen Forschungsstandes aufgezeigt.

2.6 Forschungsstand zur Gesundheit von Auszubildenden in pflegerischen und sozialen Berufen

Zur Zusammenfassung des Forschungsstandes wurde eine Literatursuche in der Datenbank Medline durchgeführt. Weil unter anderem viele Zeitschriften der Pflegewissenschaften nicht in medizinischen Datenbanken vertreten sind (Smith, 2007), wurde zusätzlich eine Suche in Google Scholar vorgenommen. Des Weiteren wurden die Referenzlisten von publizierten Studien und eines Reviews (Lindeman, Kugler & Klewer, 2011a) berücksichtigt. Die ausführliche Suchstrategie und Studienauswahl ist aus den Anhängen 1 und 2 ersichtlich.

Pflege

Für den Bereich der Pflege wurden insgesamt 29 Primärstudien identifiziert, die Aspekte des Gesundheitsverhaltens oder Gesundheitszustandes, die für diese Arbeit von Interesse sind, untersucht haben. Im Folgenden werden Auszüge der Studienergebnisse vorgestellt. Bei der Interpretation und dem Vergleich der Ergebnisse muss beachtet werden, dass sich die Pflegeausbildung in den verschiedenen Ländern deut-lich unterscheidet. Im Gegensatz zum Lehrlingsausbildungssystem in Deutschland wurde die Ausbildung in anderen Ländern wie Schweden und Irland vollständig akademisiert und erfolgt im Rahmen von dreijährigen Studienprogrammen an Universitäten (Rudman & Gustavsson, 2012; Timmins, Corroon, Byrne & Mooney, 2011).

Zur Feststellung der körperlichen Aktivität in der Freizeit wurden in den Studien unterschiedliche Erhebungsmethoden verwendet, die die Daten nur schwer vergleichbar machen. Vier internationale Studien aus der Türkei, den USA und Kanada präsentieren Ergebnisse des Health promotion lifestyle profile (HPLP). Auf einer Skala von fünf bis zwanzig zum regelmäßigen Bewegungsmuster erreichten 57 türkische Krankenpflegestudentinnen einen Mittelwert (MW) (± Standardabweichung (SD)) von 10,4 (±2,4) bei Beginn und 12,1 (±2,4) am Ende der Ausbildung (Alpar, Şenturan, Karabacak & Sabuncu, 2008). In den anderen Studien wurde eine überarbeitete Version des HPLP verwendet, der Skalenwerte von eins bis vier zulässt. In einer großen Querschnittsstudie in Istanbul mit 847 Krankenpflegestudenten/innen lag der Wert für die körperliche Aktivität lediglich bei 2,0 (±0,5) (Can et al., 2008). Bei Studien mit Studenten/innen der Krankenpflege in den USA und Kanada lagen die Werte entsprechend bei 2,5 (±0,7) und 2,4 (±0,7) (Bryer, Cherkis & Raman,

2013; Haddad, Kane, Rajacich, Cameron & Al-Ma'aitah, 2004). Bei einer erst kürzlich veröffentlichten Studie aus Deutschland mit 259 weiblichen Pflegeschülerinnen in Sachsen war die Hälfte der Befragten (51,8%) mindestens zwei Stunden pro Woche körperlich aktiv, 25,5% davon mehr als vier Stunden pro Woche (Lehmann, von Lindeman, Klewer & Kugler, 2014). Eine bundesweite deutsche Studie kam zu eher konträren Ergebnissen. Danach betrieb jeweils deutlich mehr als die Hälfte der 1119 befragten Auszubildenden aus verschiedenen Pflegebereichen selten oder nie Individualsport, Gemeinschaftssport, Tanzen oder Radfahren (Schwanke, Bomball, Schmitt, Stöver & Görres, 2011).

Ähnlich wie bei der körperlichen Aktivität schnitten die amerikanischen und kanadischen Krankenpflegestudenten/innen gegenüber den türkischen auch bei der Ernährung besser ab, wenngleich die Unterschiede weniger deutlich ausfielen. Die HPLP-Werte lagen hier bei 2,7 (±0,5) und 2,6 (±0,6) vs. 2,4 (±0,4) (Bryer et al., 2013; Can et al., 2008; Haddad et al., 2004). Bei einer spanischen Studie gaben die 46 weiblichen Studentinnen der Krankenpflege aus dem ersten Ausbildungsjahr eine unausgewogene Ernährung an. Sie wichen jeweils von den vorgegeben Normwerten zum Verzehr von Kohlenhydraten (45-65%), Ballaststoffen (36 g/Tag) und Fett (20–35%) ab, indem sie zu wenig Kohlenhydrate und Ballaststoffe (42% bzw. 15,7 g/Tag), aber zu viel Fett (40%) zu sich nahmen (Irazusta et al., 2006). Der häufige Verzehr von sogenannten Fast Food-Produkten, wie Pizza und Burger, wird generell als problematisch angesehen. In Australien gaben 40% der 94 befragten Krankenpflegeschüler/innen im Alter zwischen 18 und 55 Jahren an, in den voran-gegangenen 24 Stunden Fast Food zu sich genommen zu haben (Purcell, Moyle & Evans, 2006). In einer Gegenüberstellung von Auszubildenden in der Gesundheits- und (Kinder-)Krankenpflege mit einer Vergleichsgruppe von Auszubildenden aus anderen Gesundheitsfachberufen zeigten sich unter anderem beim Konsum von Fast Food Unterschiede. 22% der Pflegeschüler/innen gaben an, dieses mehrmals pro Woche zu konsumieren, während nur 15% aus der Vergleichsgruppe dies bestä-tigten (Lindeman, Kugler & Klewer, 2011b). Auch in der bundesweiten Studie wurde der Fast Food-Verzehr erfragt. Hier konsumierten 58% der Befragten mindestens einmal pro Woche solche Produkte, was die Autoren als hohen Konsum einstuf-ten. Insgesamt wurde hier ein deutliches Verbesserungspotenzial bezüglich des Ernährungsverhaltens der Auszubildenden gesehen (Schwanke et al., 2011).

Viele Studien haben das Rauchverhalten von Schüler/innen in der Pflege untersucht. Tabelle 1 gibt einen Überblick über diese Studien sowie die ermittelten Raucherquoten und weitere Informationen zum Konsum von Zigaretten.

Bei der Interpretation der Ergebnisse muss beachtet werden, dass der Anteil der Raucher in den Studien teilweise unterschiedlich definiert wurde. So weist die Studie von Baldwin et al. (2009) den Anteil der Studierenden aus, die im vorangegangenen Jahr geraucht haben (37%), während Hirsch et al. (2010) Raucher als diejenigen definierten, die in den vorangegangenen drei Monaten regelmäßig geraucht haben (53,5%). Auffällig ist trotzdem, dass die Raucherquoten in allen Studien aus Deutschland mit Anteilen zwischen 43% bis 55% deutlich über den Quoten aus anderen Ländern liegen (8,4% bis 37%).

Neben dem Rauchen ist der Alkoholkonsum unter Pflegeschülern/innen verbreitet. Während in zwei australischen Untersuchungen ein Anteil von knapp über 60% angab, gelegentlich Alkohol zu konsumieren (Purcell et al., 2006; Smith & Leggat, 2004), lagen diese Anteile in Studien aus den USA, Deutschland und Irland zwischen 84% bis 92% (Baldwin et al., 2009; Burke & McCarthy, 2011; Neumann & Klewer, 2010). In einer schottischen Studie, bei der die Befragten zum größten Teil aus Studenten/innen in der Krankenpflege und zu einem sehr geringen Teil aus Hebammenstudenten/innen bestanden, berichteten 89%, in der vorherigen Woche Alkohol konsumiert zu haben. Davon hatten 26,5% angegeben, diesen an drei bis vier Tagen zu sich genommen zu haben (Watson, Whyte, Schartau & Jamieson, 2006). Bei einer Untersuchung von Gesundheits- und Krankenpflegeschülern/innen in Sachsen-Anhalt wurden Grenzen der tolerierbaren oberen Alkoholzufuhrmengen (TOAM) herangezogen, die bei Männern bei 20g und bei Frauen bei 10g Alkohol/Tag liegen. 24% der männlichen und 38% der weiblichen Teilnehmer/innen konsumierten Alkohol oberhalb dieser Grenzen und wiesen damit ein gesundheitsschädigendes Trinkverhalten auf (Hirsch et al., 2010).

Eine häufige Folge eines defizitären Gesundheitsverhaltens, insbesondere geringer körperlicher Aktivität und ungesunder Ernährung, stellt die Entwicklung von Übergewicht oder gar Adipositas dar. Mehrere Studien haben die Verbreitung von Übergewicht und Adipositas unter Pflegeschülern/innen anhand des BMI ermittelt. Dabei galten jeweils die Grenzen von ≥ 25 kg/m² als übergewichtig und ≥30 kg/m² als adipös. Die Ergebnisse sind in Tabelle 2 aufgezeigt. Eine Befragung in Deutschland ergab mit 19,5% den geringsten Anteil an Schülern/innen mit Übergewicht

Tabelle 1 Studien zum Rauchverhalten von Pflegeschülern/innen

Studie (Autor/Jahr)	Land	Studienpopulation	N	Raucher-quote (%)	Weitere Informationen zum Rauchverhalten
Mitchell et al., 2010	Australien	Krankenpflegestudenten/innen	107	8,4	
Can et al., 2008	Türkei	Krankenpflegestudenten/innen	847	13,1	Raucherquote der Vergleichsgruppe (N=769) von Sozialwissenschaftsstudenten/innen: 25,4%
Chow & Kalischuk, 2008	Kanada	Krankenpflegestudenten/innen	211	15	Durchschnittlicher Konsum: 5,9 Zigaretten/Tag
Smith & Leggat, 2007	Australien	Krankenpflegestudenten/innen	270	15,9	Durchschnittlicher Konsum: 11,5 Zigaretten/Tag; 42% konsumieren >10 Zigaretten/Tag
Hawker, 2012	Vereinigtes Königreich	Krankenpflegestudenten/innen	215	18,2	
Purcell et al., 2006	Australien	Krankenpflegestudenten/innen	94	19,1	44% konsumieren ≥20 Zigaretten/Tag
Burke & McCarthy, 2011	Irland	Krankenpflegestudenten/innen	118	19,5	Durchschnittlicher Konsum: 30,9 Zigaretten/ Woche
Öztürk et al., 2011	Türkei	Krankenpflegestudenten/innen	200	19,5	Durchschnittlicher Konsum: 11,4 Zigaretten/Tag
Smith & Leggat, 2004	Australien	Krankenpflegestudenten/innen	260	21,2	Durchschnittlicher Konsum: 13,2 Zigaretten/Tag
Watson et al., 2006	Schottland	Krankenpflege- und Hebammen-studenten/innen	186	28	86% würden gerne aufhören zu rauchen
Durmaz & Üstün, 2006	Türkei	Krankenpflege- und Pflege-personalstudenten/innen	253	29,2	63,5% niedrige Nikotinabhängigkeit; 28,4% mittlere Nikotinabhängigkeit; 8,1% extreme Nikotinabhängigkeit;
Timmins et al., 2011	Irland	Krankenpflegestudenten/innen	246	36,6	
Baldwin et al., 2009	USA	Krankenpflegestudenten/innen	929	37	
Lehmann et al., 2014	Deutschland	Pflegeschüler/innen	259	42,9	29% konsumieren <10 Zigaretten/Tag; 13,9% konsumieren 10-20 Zigaretten/Tag
Schwanke et al., 2011	Deutschland	Pflegeauszubildende	1.119	44,4	
Neumann & Klewer, 2010	Deutschland	Sozialpflegerische Auszubildende	465	51	Raucherquote: Auszubildende mit Abitur 33,3%; Auszubildende mit Hauptschulabschluss >70%
Hirsch et al., 2010	Deutschland	Gesundheits- und Kranken-pflegeschüler/innen	962	53,5	61,9% konsumieren ≤10 Zigaretten/Tag; 34,1% konsumieren 11-20 Zigaretten/Tag 4% konsumieren >20 Zigaretten/Tag
Kolleck et al., 2004	Deutschland	Pflegeschüler/innen	988	54,9	Konsum während der Ausbildung begonnen: 4,5%; während der Ausbildung beendet: 10%

(Quelle: Eigene Darstellung)

39

oder Adipositas; dieser fiel allerdings deutlich höher als in der untersuchten Vergleichsgruppe von Schülern/innen anderer Gesundheitsfachberufe (12,8%) aus (Lindeman et al., 2011b). Eine besonders starke Verbreitung von Übergewicht mit über 40% zeigte sich in Studienpopulationen von Krankenpflegestudenten/innen im Vereinigten Königreich Großbritannien und Nordirland, Australien sowie den USA (Hawker, 2012; Purcell et al., 2006; Singleton, Bienemy, Hutchinson, Dellinger & Rami, 2011).

Tabelle 2 Studien zur Verbreitung von Übergewicht bei Pflegeschülern/innen

Studie (Autor/Jahr)	Land	Studienpopulation	N (w, w+m)	Body-Mass-Index MW (SD)	Übergewicht/ Adipositas (%)
Can et al., 2008	Türkei	Krankenpflege-studenten/innen	847 (w+m)	21 (2,8)	k. A.
Irazusta et al., 2006	Spanien	Krankenpflege-studenten/innen	46 (w)	22,4 (2,8)	k. A.
Lindeman et al., 2011b	Deutschland	Pflegeschüler/innen	301 (w+m)	22,7 (k. A.)	19,5
Mitchell et al., 2010	Australien	Krankenpflege-studenten/innen	107 (w)	k. A.	26,2
Lehmann et al., 2014	Deutschland	Pflegeschüler/innen	259 (w)	k. A.	31,6
Hawker, 2012	Vereinigtes Königreich	Krankenpflege-studenten/innen	215 (w+m)	25 (4,5)	40
Purcell et al., 2006	Australien	Krankenpflege-studenten/innen	94 (w+m)	25 (k. A.)	41,4
Singleton et al., 2011	USA	Krankenpflege-studenten/innen	49 (w+m)	k. A.	44,9

w=weiblich, m=männlich, MW=Mittelwert, SD=Standardabweichung
(Quelle: Eigene Darstellung)

Der subjektive Gesundheitszustand wurde ebenfalls in mehreren Studien erfasst, jedoch wurden dabei unterschiedliche Skalen verwendet. Dennoch lässt sich ein einheitliches Bild feststellen, da jeweils mehr als die Hälfte der Pflegeschüler/innen ihren Gesundheitszustand den beiden höchsten Kategorien zuordnete. In einer kanadischen Untersuchung bezeichneten 86% der Studenten/innen eines Pflegeprogrammes ihren aktuellen Gesundheitszustand als ausgezeichnet oder gut (Chow & Kalischuk, 2008). Von Auszubildenden in sozialpflegerischen Berufen in Sachsen schätzen etwa 67% ihre subjektive Gesundheit als sehr gut oder gut ein. Hier wurde allerdings auch festgestellt, dass Auszubildende mit allgemeiner Hochschul- oder Fachhochschulreife ihren Gesundheitszustand häufiger als sehr gut oder gut einschätzten als Schüler/innen mit niedrigeren Bildungsabschlüssen (Neumann & Klewer, 2010). In der bundesweiten Befragung an Pflegeschulen gaben knapp 71% der Auszubildenden ihren allgemeinen körperlichen Gesundheitszustand als sehr gut oder gut an, etwa 24% bezeichneten ihn als befriedigend. Die Autoren betonten jedoch, dass die vergleichbare Altersgruppe der 18- bis 30-Jährigen in der Allgemeinbevölkerung ihren Zustand noch deutlich besser einschätzt (Schwanke et al., 2011).

Dieser Umstand könnte mit den körperlichen Beschwerden zusammenhängen, von denen Krankenpflegestudenten/innen in mehreren Studien berichtet haben. In einer amerikanischen Studie gehörten Müdigkeit, Kopfschmerzen und Rückenschmerzen zu den unter Pflegestudenten/innen am häufigsten in den zwei Wochen vor der Befragung aufgetretenen körperlichen Beschwerden (Crary, 2013). Gerade Schmerzen im unteren Rücken (Kreuzschmerzen) stellen Studien zufolge ein besonderes Problem dar. In Australien litten 48% der befragten, weiblichen Pflegeschülerinnen an milden und 31% an signifikanten Kreuzschmerzen in den vorangegangenen zwölf Monaten (Mitchell et al., 2009). In einer prospektiven Studie der Autoren über einen Zeitraum von zwölf Monaten litten zudem 31 von 107 Pflegeschülerinnen (29%) an neu aufgetretenen, signifikanten Kreuzschmerzen (Mitchell et al., 2010). In Deutschland berichteten knapp 53% der Auszubildenden in der Pflege von täglich bis mindestens einmal in der Woche in den vergangenen sechs Monaten aufgetretenen Kreuz- bzw. Rückenschmerzen sowie 49% von Nacken- oder Schulterschmerzen (Schwanke et al., 2011).

Als eine Folge von Stress treten psychische Symptome wie Angstzustände und depressive Symptomatik noch häufiger als körperliche Beschwerden auf. Studentinnen einer spanischen Krankenpflegeschule gaben als häufigstes Symptom während der klinischen Praxis an, sich Sorgen zu machen und nervös zu sein. Ferner zeigten sich übliche Anzeichen von Stress, wie die Aussagen, nicht optimistisch gegenüber ihrer Zukunft zu sein und dass sie in letzter Zeit dazu neigten, nervös und ängstlich zu sein, deutlich machten (Jimenez, Navia-Osorio & Diaz, 2010). Rudman und Gustavsson (2012) untersuchten Burnout-Symptome gemessen an Erschöpfung und Disengagement bei schwedischen Pflegestudenten/innen. Im ersten Lehrjahr betrug die Prävalenz des sogenannten Studium-Burnouts knapp 30%, während von den Studenten/innen im zweiten und dritten Lehrjahr 37% beziehungsweise 41% betroffen waren. Hausmann (2009) stellte bei österreichischen Pflegeschüler/innen im dritten Ausbildungsjahr fest, dass ihre Burnout-Belastung im internationalen Vergleich zwar relativ gering ausfällt, die Symptome aber bereits gleich stark ausgeprägt sind wie bei berufstätigen Diplompflegepersonen und vergleichbaren Beschäftigten in Sozial- und Pflegeberufen in Österreich.

Erziehung

Für den Bereich der „Erziehung & SPA" gestaltete sich die Literatursuche sehr schwierig, da in diesem Gebiet bisher kaum Forschung betrieben wurde. Es fanden sich keine Studien, die Auszubildende in der Erziehung hinsichtlich ihres Gesundheitszustandes und -verhaltens untersucht haben. Aus diesem Grund wurde die Recherche auf bereits ausgebildete Erzieher/innen und Mitarbeiter/innen in Kindertagesstätten ausgeweitet (s. Anhang 2). Es wurden vier Primärstudien identifiziert, die die relevanten Aspekte in dieser Studienpopulation untersucht haben. Bei der Interpretation muss dementsprechend jedoch beachtet werden, dass die Studienteilnehmer/innen älter sind als Auszubildende und sie diesen Beruf bereits seit einer längeren Zeit ausüben.

In zwei Studien wurden Parameter der körperlichen Aktivität und Ernährung erhoben. Hoffmann, Tug und Simon (2013) befragten knapp über 300 Kindergärtner/innen in Mainz im Rahmen einer Querschnittsstudie. 64% der Teilnehmer/innen gaben, an mindestens einmal pro Woche körperlich aktiv zu sein, was bedeutet, dass ein großer Anteil von 36% nicht wenigstens einmal wöchentlich aktiv ist. Zudem untersuchten die Autoren Verhaltensweisen der Nahrungsaufnahme, die zum Beispiel im Zusammenhang mit Übergewicht diskutiert werden. Die Mehrheit der Befragten (84,6%) nahm immer, oft oder manchmal ein Frühstück zu sich, was als positiv gewertet wurde. Negativ gesehen wurde dagegen, dass etwa die Hälfte der Befragten mindestens gelegentlich Fernsehen während der Mahlzeiten schaute. Von 168 befragten Beschäftigten aus drei verschiedenen Bereichen der frühkindlichen Erziehung (Kindertagesstätten, Kindergärten und häusliche Betreuung) in Neuseeland bescheinigte sich ein Großteil selbst ein gesundes Verhalten. 45% gaben an, mindestens 30 Minuten an drei oder mehr Tagen in der Woche körperlich aktiv zu sein und für weitere 45% traf dies für ein bis zwei Tage in der Woche zu. Des Weiteren bezeichneten 89% ihr Ernährungsverhalten als ausgezeichnet oder gut (McGrath & Huntington, 2007).

Der Alkoholkonsum fiel bei Erziehern/innen gemäßigt aus. In einer amerikanischen Untersuchung von weiblichen Kinderbetreuerinnen tranken lediglich etwa

10% mehr als zwei alkoholische Getränke pro Woche und 37% tranken zwei oder weniger Getränke wöchentlich. Die Mehrheit konsumierte seltener Alkohol (Baldwin, Gaines, Wold, Williams & Leary, 2007). In der neuseeländischen Studie gaben 70% an, gelegentlich Alkohol zu sich zu nehmen (McGrath & Huntington, 2007).

Die Raucherquoten aus den verschiedenen Studien können der Tabelle 3 entnommen werden und sind als gering einzustufen. In Deutschland zeigten die Kindergärtner/innen eine niedrigere Prävalenz (26,8%) als die Allgemeinbevölkerung (Hoffmann et al., 2013). Ebenfalls in der Tabelle 3 dargestellt sind die Verbreitung von Übergewicht und Adipositas sowie die subjektive Einschätzung des Gesundheitszustandes. Sowohl in der amerikanischen als auch in der deutschen Studienpopulation waren mehr als die Hälfte der Teilnehmer/innen übergewichtig oder adipös. Baldwin et al. (2007) betonten, dass diese Zahl noch höher liegen könne, da es sich um Berechnungen basierend auf Selbstangaben der Befragten handelte und Hoffmann et al. (2013) stellten heraus, dass die Kindergärtner/innen eine statistisch signifikante höhere Adipositasprävalenz aufwiesen als eine repräsentative deutsche Referenzpopulation. Ihr Gesundheitszustand wurde von den Erziehern/innen selbst dagegen überwiegend als ausgezeichnet oder gut bewertet.

Tabelle 3 Studien zur Gesundheit von Erziehern/innen

Studie (Autor/Jahr)	Land	Studienpopulation	N (w, w+m)	Raucherquote (%)	Übergewicht/ Adipositas (%)	Subjektive Gesundheit: ausgezeichnet/ gut (%)
Baldwin et al., 2007	USA	Kinderbetreuerinnen	347 (w+m)	11,5	50,1	86,8
McGrath & Huntington, 2007	Neuseeland	Beschäftigte in der frühkindlichen Erziehung	168 (w+m)	12	k. A.	92
Lindeman et al., 2011b	Deutschland	Kindergärtner/ innen	313 (w+m)	26,8	59,1	k. A.

w=weiblich, m=männlich
(Quelle: Eigene Darstellung)

In Neuseeland gaben 36% der Befragten an, öfter krank zu sein, seit sie mit Kindern arbeiten. Zu den am häufigsten genannten Beschwerden, die innerhalb des vorangegangenen Jahres aufgetreten waren, gehörten Schmerzen im Rücken und in der Wirbelsäule (25%). Außerdem betrafen 42% aller arbeitsbezogenen Unfälle den Bereich des Rückens. Als häufigste Ursache galt hier das Heben und Tragen von

Kindern und/oder Gegenständen (McGrath & Huntington, 2007). In einer saarländischen Befragung von 489 Mitarbeitern/innen in Kindertageseinrichtungen wurden ebenfalls Beschwerden innerhalb der vorangegangenen zwölf Monate erfragt. Hier wurden Nacken- und Schulterschmerzen (59%) sowie Rückenschmerzen (51%) am häufigsten genannt. Es wurde darüber hinaus festgestellt, dass die Schmerzen im Stütz- und Bewegungsapparat im Vergleich zu einer Befragung von 1997 stark zugenommen haben. Die jüngste Altersgruppe von Mitarbeitern bis 30 Jahren litt am seltensten unter somatischen Beschwerden und war am wenigstens von depressiven Verstimmungen betroffen (LAGS, 2007). Unter den Kinderbetreuerinnen in Amerika gaben knapp 33% an, dass sie sich schon einmal für zwei oder mehr Wochen depressiv gefühlt haben und 65% fühlten sich von ihren Problemen überwältigt. Die Autorinnen folgerten daraus, dass die Befragten emotionale Belastungen erlebten (Baldwin et al., 2007). In eine ähnliche Richtung gehen die Beschwerden, an denen Mitarbeiter/innen in der frühkindlichen Erziehung in Neuseeland innerhalb des vorangegangenen Jahres gelitten haben. 43% berichteten, dass sie sich am Ende des Tages völlig erschöpft fühlten, 24% hatten Schwierigkeiten morgens aufzustehen und 18% Probleme abends einzuschlafen (McGrath & Huntington, 2007).

2.7 Zusammenfassung und Ableitung der Fragestellungen

In den vorangegangen Kapiteln konnte aufgezeigt werden, dass es sich bei Beschäftigten und Auszubildenden in Berufen der Pflege und Erziehung um eine besondere Gruppe handelt, die sehr spezifischen Belastungen in ihren Berufen ausgesetzt ist. Die Arbeit mit Menschen, sowohl mit Kranken und Hilfebedürftigen als auch mit Kindern, birgt besondere Herausforderungen (Glaser & Höge, 2005; Khan, 2009). Hinzu kommen erschwerte organisatorische Bedingungen und Umgebungsbelastungen in diesen Bereichen, die vor allem durch die vermehrte Verrichtung der Arbeit unter enormem Zeitdruck, unzureichender Ausstattung in den Einrichtungen und Lärm gekennzeichnet sind (Berger et al., 2001; Glaser & Höge, 2005; Hien, 2009). Auszubildende befinden sich darüber hinaus in einer vulnerablen Lebensphase, in der sie verstärkt empfänglich für Reize ungesunder Lebensführung sind, wie Ergebnisse zum Rauchverhalten und Alkoholkonsum von jungen Erwachsenen in Deutschland verdeutlichen (Hapke et al., 2013; Lampert, von der Lippe, et al., 2013; Statistisches Bundesamt, 2011b). Die beruflichen Belastungen gepaart mit der Phase des Selbstfindens lassen Auszubildende in pflegerischen und sozialen Berufen als eine besondere Risikogruppe erscheinen.

Andererseits kommt ihnen in der Ausbildung sowie auch im späteren Berufsleben die Aufgabe einer Vorbildfunktion zu sowie von ihnen die Rolle als Experten/innen gerade in Bezug auf ein gesundheitsförderndes Verhalten erwartet wird. Hier zeigt sich bereits die Relevanz der Frage, wie es um den Gesundheitszustand und das gesundheitsrelevante Verhalten von Auszubildenden in diesen Bereichen bestellt ist.

Bisherige Studienergebnisse zeigten, dass die Auszubildenden im Pflegebereich selbst Defizite, was einen gesunden Lebensstil angeht, aufweisen. Dies legen insbesondere der häufige Konsum von Fast Food-Produkten (Lindeman et al., 2011b; Purcell et al., 2006; Schwanke et al., 2011), Raucherquoten von über 50% (Hirsch et al., 2010; Kolleck et al., 2004; Neumann & Klewer, 2010) sowie ein teilweise gesundheitsschädigendes Trinkverhalten nahe (Hirsch et al., 2010; Watson et al., 2006). Übergewicht und Adipositas sind darüber hinaus bei Auszubildenden in der Pflege (Hawker, 2012; Purcell et al., 2006; Singleton et al., 2011) sowie unter Beschäftigten in der Erziehung (Baldwin et al., 2007; Hoffmann et al., 2013) stark verbreitet. Als häufigste Belastungsfolgen der Arbeitsbedingungen in den pflegerischen und sozialen Berufen werden Muskel-Skelett-Beschwerden und psychische Beeinträchtigungen wie Depressionen und Burnout genannt (Glaser & Höge, 2005; Khan, 2009). Bereits die Auszubildenden aus den Pflegebereichen berichteten in Studien von erheblichen körperlichen Beschwerden in Form von Rücken- und Kreuzschmerzen sowie Nacken- und Schulterschmerzen (Crary, 2013; Mitchell et al., 2009, 2010; Schwanke et al., 2011). Auch psychische Beschwerden konnten bei den Schülern/innen bereits nachgewiesen werden (Hausmann, 2009; Jimenez et al., 2010; Rudman & Gustavsson, 2012). Daraus ergibt sich die Frage, welche Faktoren im Zusammenhang mit den Erkrankungen bei den Auszubildenden stehen.

Ein Großteil der identifizierten Studien wurde im Ausland durchgeführt. Wie zu Beginn des Kapitels 2.6 beschrieben, sind diese nur eingeschränkt mit Ergebnissen aus Deutschland vergleichbar, weil dort ein anderes Ausbildungssystem herrscht. In der Mehrheit der Studien zur Gesundheit von Pflegeschülern/innen wurden zudem keine Vergleichsgruppen zugezogen und bei der Auswertung nicht zwischen den verschiedenen Disziplinen in der Pflege, wie der GuK und der Altenpflege, differenziert. Von den Studien, die die Häufigkeit von Übergewicht und Adipositas dargestellt haben, setzten beispielsweise nur zwei Studien die Ergebnisse in Relation zu einer Vergleichsgruppe (Irazusta et al., 2006; Lindeman et al., 2011b). Haddad et al. (2004) haben in ihrer Untersuchung Pflegestudenten/innen in Kanada und Jordanien gegenübergestellt und empfahlen in ihrer Schlussfolgerung zusätzliche

Vergleiche mit pflegefremden Studenten/innen für die weitere Forschung. Auch eine Differenzierung zwischen den Pflegedisziplinen erscheint sinnvoll, wenn man bedenkt, dass die gesundheitlichen Belastungen in der GuK als geringfügiger ein-zuschätzen sind als im Bereich der Altenpflege (Goesmann & Nölle, 2009) und zum Beispiel die Burnout-Werte von Beschäftigten in Alten- und Pflegeheimen deutlich höher liegen als in Krankenhäusern (Simon et al., 2005). Es bleibt zu klären, ob sich solche Unterschiede bereits während der Ausbildung zeigen. Darüber hinaus waren Auszubildende in der Erziehung & SPA nach den Rechercheergebnissen dieser Arbeit bisher nicht Gegenstand von Forschungsprojekten zum Gesundheitszustand und -verhalten.

Aus diesem Grund ist das Ziel dieser Forschungsarbeit, den Gesundheitszustand, das Gesundheitsverhalten sowie die Zukunftsperspektiven von Auszubildenden in der Altenpflege, GuK und Erziehung & SPA zu untersuchen und vergleichend darzustellen. Dabei sollen die Prävalenzen von Krankheiten und Beschwerden und das Gesundheitsverhalten der Befragten abgebildet sowie Einflussfaktoren auf den körperlichen und psychischen Gesundheitszustand der Auszubildenden identifiziert werden. Mithilfe dieser Arbeit sollen darüber hinaus neue Erkenntnisse für ziel-gruppenspezifische Maßnahmen zur Gesundheitsförderung und Prävention an den schulischen und betrieblichen Ausbildungsstätten der Auszubildenden gewonnen werden. Durch entsprechende Interventionen könnte die Gesundheit frühzeitig und in einer entscheidenden Lebensphase der Schüler/innen gestärkt und der Verbleib im Beruf gefördert werden (Kaminski et al., 2008).

Diese Arbeit befasst sich im Einzelnen mit den folgenden Fragestellungen:

1. Wie stellen sich das Gesundheitsverhalten, der Gesundheits-zustand und die Zukunftsperspektiven von Auszubildenden in der Altenpflege, Gesundheits- und Krankenpflege sowie im Bereich „Erziehung & Sozialpädagogische Assistenz" dar?

2. Welche Unterschiede bestehen zwischen den drei Gruppen von Auszubildenden bezüglich ihres Gesundheitsverhaltens und Ge-sundheitszustandes sowie ihrer Zukunftsperspektiven?

3. Welche Faktoren stehen in einem Zusammenhang mit dem Auf-treten von Muskel-Skelett-Erkrankungen und psychischen Beein-trächtigungen bei Auszubildenden in pflegerischen und sozialen Berufen?

Die verwendeten Materialien und Methoden, die zur Untersuchung und Beantwortung der Fragestellungen dienten, werden im folgenden Abschnitt ausführlich dargestellt.

3 Material und Methoden

Im Rahmen eines Praktikums bei der BGW wurde in Kooperation mit dem Institut für Versorgungsforschung in der Dermatologie und bei Pflegeberufen (IVDP) des Universitätsklinikums Hamburg-Eppendorf (UKE) eine Querschnittsstudie mittels Fragebögen an Hamburger Berufsschulen durchgeführt. Als Pilotstudie bildet sie möglicherweise die Grundlage für weitere Projekte im Rahmen der Gesundheit von Auszubildenden sowie die Basis zur Erarbeitung von Beratungskonzepten zu gesundheitsförderndem Verhalten in den Ausbildungsstätten. Im nächsten Abschnitt wird zunächst auf die Auswahl der Ausbildungsgruppen und der Stichprobe in der Studie eingegangen. Anschließend werden der Ablauf der Datenerhebung einschließlich der Berücksichtigung ethischer Grundlagen sowie das Erhebungsinstrument dargestellt. Die Beschreibung der erhobenen Variablen und angewandten statistischen Auswertungsverfahren schließt das Kapitel ab.

3.1 Auswahl der Berufsgruppen und Stichprobe

Die Studienpopulation des Forschungsprojektes bildeten Auszubildende, die sich in einer Berufsausbildung zum/zur Altenpfleger/in, Gesundheits- und Krankenpfleger/in oder Erzieher/in beziehungsweise sozialpädagogischen Assistent/in befanden und zum Zeitpunkt der Erhebung in den Berufsschulklassen anwesend waren. Zunächst wurden Schüler/innen beiderlei Geschlechts sowie aller Altersgruppen und Ausbildungsjahrgänge in die Studie eingeschlossen.

Die vier genannten Berufe können alle dem pflegerischen oder sozialen Sektor zugeordnet werden. Dieses ist ein Bereich, in dem in naher Zukunft ein erheblicher Arbeitskräftemangel befürchtet wird und der hohe körperliche sowie psychische Belastungen mit sich bringt und daher im Mittelpunkt dieser Arbeit steht (vgl. Kapitel 2.5). Außerdem wurde angenommen, dass diese Berufsgruppen aufgrund verschiedener soziodemografischer Parameter, wie dem Geschlecht und der Schulbildung, vergleichbar sind. Diese Berufe haben gemeinsam, dass sie als Bereiche gelten, in denen überwiegend Frauen arbeiten (Buchmann & Kriesi, 2012). Über 80% der Auszubildenden in der ambulanten sowie stationären Pflege sind weiblich (Statistisches Bundesamt, 2013). Bei den Ausbildungsberufen der Erziehung & SPA handelt es sich ebenfalls um Berufe, die hauptsächlich von weiblichen Auszubildenden gewählt werden (IAB, 2011). Die Schulbildung ist ein wichtiger Indikator des SES (Lampert & Kroll, 2009), der wiederum in einem engen Zusammenhang mit dem Gesundheitsverhalten und Gesundheitszustand steht (Lampert, Kroll, von der Lippe, Müters & Stolzenberg, 2013). Gemäß den Zugangsvoraussetzungen für die Ausbildungsberufe der Altenpflege, GuK sowie Erziehung & SPA wurde davon ausgegangen, dass Auszubildende in diesen Berufen eine ähnliche schulische Vorbildung vorweisen (vgl. Kapitel 2.1).

Um eine grobe Annäherung an die erforderliche Stichprobengröße für die Querschnittsstudie zu ermitteln, wurde eine Stichprobenkalkulation mithilfe des Programmes OpenEpi Version 3.01 durchgeführt. Für die Berechnung wurde eine Gesamtpopulation von 130.000 Schülern/innen in Pflegeberufen in Deutschland zugrunde gelegt (Simon, 2012). Ferner wurde als Indikator für das Gesundheitsverhalten und wesentlicher Einflussfaktor auf den Gesundheitszustand der BMI beziehungsweise der Anteil übergewichtiger und adipöser Studienteilnehmer/innen in der Population für die Kalkulation ausgewählt. Aus den Ergebnissen von sechs Studien wurde ein Mittelwert zur Prävalenz von Übergewicht und Adipositas bei Auszubildenden in der Pflege ermittelt. Dieser lag bei 33% (Al-Kandari, Vidal & Thomas, 2008; Hawker, 2012; Lindeman et al., 2011b; Purcell et al., 2006; Quattrin, Zanini, Zamolo & Brusaferro, 2010; Rasheed, Abou-Hozaifa & Khan, 1994). Davon ausgehend, dass die Prävalenz von Übergewicht und Adipositas in der Gesamtpopulation 33% beträgt, wurde die Stichprobengröße errechnet, die benötigt wird, um mit 95%iger Sicherheit (Konfidenzlevel) ein Ergebnis zwischen 28% und 38% (Konfidenzintervall) in der Stichprobe beobachten zu können. Daraus ergab sich eine erforderliche Stichprobengröße von 339 Auszubildenden. Folglich wurde eine Stichprobe von 120 Auszubildenden pro Gruppe für diese Pilotstudie angestrebt. Ähnliche Befragungen an berufsbildenden Schulen der Pflege hatten Responseraten zwischen 48% und 79% (Hawker, 2012; Neumann & Klewer, 2010; Schwanke et al., 2011; Vitzthum et al., 2013). Da die Datenerhebung im Rahmen einer Unterrichtsstunde in den Schulen erfolgte, konnte mit einer eher höheren Rücklaufquote von etwa 75% gerechnet werden. Um auf die Stichprobengröße von insgesamt 360 Auszubildenden zu kommen, mussten somit 480 Schüler/innen einen Fragebogen erhalten.

3.2 Datenerhebung und ethische Grundlagen

Im Rahmen der Datenerhebung wurden zunächst alle beruflichen Schulen für Altenpflege, GuK und Erziehung & SPA in Hamburg mithilfe des Hamburger Schulverzeichnisses sowie eines Informationsblattes der Behörde für Gesundheit und

Verbraucherschutz Hamburg ermittelt. Schulen aus diesen Verzeichnissen wurden in willkürlicher Reihenfolge telefonisch kontaktiert und um Teilnahme an der Studie gebeten. An teilnehmenden Schulen fand eine anonyme Befragung von Auszubildenden während einer Unterrichtsstunde statt. Die Klassen und Unterrichtszeiten für die Befragung wurden dabei von den jeweiligen Ansprechpartnern in den Schulen zugewiesen, sodass es sich insgesamt um eine Gelegenheitsstichprobe[3] handelte.

Im Zuge der Befragung war die Autorin dieser Arbeit als wissenschaftliche Mitarbeiterin der Studie vor Ort und hat die Fragebögen persönlich an die Schüler/innen verteilt. Vor der Verteilung der Fragebögen wurden die Auszubildenden über die Inhalte der geplanten Studie, die freiwillige Teilnahme sowie über die datenschutzrechtlichen Bestimmungen informiert. Des Weiteren wurden die Schüler/innen darüber aufgeklärt, dass ihnen sowohl durch die Beantwortung der Fragen, als auch durch eine mögliche Verweigerung kein Nachteil für ihre weitere berufliche Laufbahn entstehen kann. Die Beantwortung des Fragebogens galt als informierte Zustimmung[4] zur Teilnahme an der Studie. Die Autorin stand während der Zeit des Ausfüllens für Rückfragen zur Verfügung. Die ausgefüllten Bögen wurden von allen Teilnehmenden in bereitgestellte, einheitliche Briefumschläge gelegt. Diese Umschläge wurden direkt im Anschluss an die Befragung von der Autorin eingesammelt, sodass die Anonymität der Teilnehmer/innen gewährleistet war. Es wurden keine Daten, die Rückschlüsse auf einzelne Personen zulassen, an die Berufsschulen oder Ausbildungsbetriebe weitergegeben. Die Schulen erhalten nach Abschluss des Projektes lediglich einen Ergebnisbericht, der aus den aggregierten Daten der Befragung erstellt wird.

Die Datenerhebung fand von Januar bis März 2014 statt. Um den Ablauf der Datenerhebung sowie die Anwendbarkeit und Verständlichkeit des Erhebungsinstrumentes zu überprüfen, wurde vorab ein Pretest mit einer Klasse von Auszubildenden in der Altenpflege durchgeführt. Zusätzlich zu dem Studieninstrument hat diese Klasse einen weiteren kurzen Fragebogen erhalten, auf dem die Auszu-

---

[3] Die Gelegenheitsstichprobe (auch Ad-hoc-Auswahl, engl. convenient sample) gehört zu den nicht zufallsgesteuerten Auswahlverfahren. Hierbei werden die ersten zur Verfügung stehenden Personen in die Stichprobe eingeschlossen (Bühner & Ziegler, 2009). In diesem Fall betraf es die ersten Schulen bzw. Klassen von Auszubildenden, die ihre Bereitschaft zur Teilnahme signalisierten.

[4] „Eine informierte Zustimmung ist die bewusste Zustimmung einer Person (...) als Proband an einem Forschungsprojekt teilzunehmen" (Schnell & Heinritz, 2006, p. 20).

bildenden Angaben zur Verständlichkeit und Vollständigkeit des Instrumentes machen konnten. Die Teilnehmenden des Pretests wurden von den späteren Analysen der erhobenen Daten ausgeschlossen.

Bei Studien, in denen Personen Gegenstand der Forschung sind, müssen forschungsethische Prinzipien eingehalten werden, die auch als Qualitätsmerkmal einer Forschung gelten (Schnell & Heinritz, 2006). In diesem Fall hatte die Ethik-Kommission der Ärztekammer Hamburg ihre Zustimmung zur Durchführung der Studie gegeben und die Einhaltung der datenschutzrechtlichen Bestimmungen sowie der ethischen Grundlagen bestätigt.

3.3 Erhebungsinstrument

Als Erhebungsinstrument diente ein selbst auszufüllender Fragebogen. Dieser wurde eigens für die Studie aus validierten Skalen und Items standardisierter Fragebögen zusammengesetzt. Die Tabelle 4 zeigt eine detaillierte Darstellung der abgefragten Themengebiete sowie die dazugehörigen Quellen und Anzahl der Items.

Tabelle 4 Zusammensetzung des Fragebogens

Themengebiet	Originalinstrument/Quelle	Anzahl Items
A: Soziodemografische und anthropologische Angaben		*19*
B: Gesundheitsverhalten		*27*
Körperliche Aktivität	Gesundheitsfragebogen 18 bis 64 Jahre – DEGS1 (RKI, 2008)	3
Ernährung	Food-Frequency-Fragebogen (Winkler & Döring, 1995, 1998)	17
Rauchen	Gesundheitsfragebogen 18 bis 64 Jahre – DEGS1 (RKI, 2008) mit Änderungen	3
Alkoholkonsum	AUDIT-C + Zusatzfrage (Bush, Kivlahan, McDonell, Fihn & Bradley, 1998;Reinert & Allen, 2007)	4
C: Gesundheitszustand		*28*
Allgemeiner Gesundheitszustand	Befragung an Bielefelder Berufskollegs (Kaminski et al., 2008)	1
Krankheiten und Beschwerden	Work Ability Index – Fragebogen (WAI) (Hasselhorn & Freude, 2007) mit Änderungen	9
Selbstwirksamkeit	Skala zur Allgemeinen Selbstwirksamkeitserwartung(Schwarzer & Jerusalem, 1999)	10

Fortsetzung Tabelle 4 Zusammensetzung des Fragebogens

Themengebiet	Originalinstrument/Quelle	Anzahl Items
Psychische Beanspruchung	Skala Irritation (Mohr, Müller & Rigotti, 2005)	8
D: Arbeitssituation und Zukunftsperspektiven		*18*
Angebote zur Gesundheitsförderung	Bundesweite Vollerhebung in Pflegeschulen (Schwanke et al., 2011)	5
Zufriedenheit mit der Arbeit	COPSOQ: deutsche Standardversion + Zusatz-angabe (Kristensen, Hannerz, Høgh & Borg, 2005; Nübling, Stößel, Hasselhorn, Michaelis & Hofmann, 2005)	8
Arbeitsbelastung	NEXT-Study + Zusatzfrage (Hasselhorn et al., 2005)	2
Zukunftsperspektiven	Drei Zusatzfragen	3
Summe		91

(Quelle: Eigene Darstellung)

Das Erhebungsinstrument bestand aus vier Abschnitten. Im Abschnitt A wurden soziodemografische und anthropologische Daten der Teilnehmenden abgefragt. Die Teile B und C befassten sich mit dem Gesundheitsverhalten und dem Gesundheitszustand. Der letzte Abschnitt (D) griff sowohl die Arbeitssituation als auch die Zukunftsperspektiven der Auszubildenden auf.

Da die Zielgruppe in der Studie Auszubildende an Berufsschulen darstellte, mussten teilweise kleine Veränderungen an den Originalfragen vorgenommen werden oder zusätzliche Fragen zu einem Themenkomplex hinzugefügt werden, um sie an die Gruppe der jungen Erwachsenen anzupassen. Der vollständige Fragebogen kann im Anhang 3 eingesehen werden. Einige Fragen wurden nicht für diese Arbeit ausgewertet. Dies betrifft zum Beispiel eine Zusatzfrage zum Alkoholkonsum, zur Zufriedenheit mit der Arbeit und zu den Zukunftsperspektiven. Außerdem war der Bereich „Angebote zur Gesundheitsförderung" nicht Gegenstand dieser Arbeit.

3.4 Beschreibung der Variablen

Soziodemografische und anthropologische Kennzeichen

Aus den Angaben der Studienteilnehmer/innen im Abschnitt A des Fragebogens wurden im Zuge der Datenaufbereitung der Migrationshintergrund, der SES sowie der BMI der Befragten ermittelt.

Die Ermittlung des Migrationshintergrundes wurde analog zu den Vorgaben des RKI im KiGGS umgesetzt. Dazu wurden sowohl das Geburtsland der Teilnehmenden selbst, als auch das Geburtsland und die Staatsangehörigkeit ihrer Eltern herangezogen. Es galten Auszubildende als Migrant/in, „die selbst aus einem anderen Land zugewandert sind und von denen mindestens ein Elternteil nicht in Deutschland geboren ist oder von denen beide Eltern zugewandert oder nicht deutscher Staatsangehörigkeit sind" (Lange et al., 2007, p. 585). Als Nicht-Migrant/in wurden Auszubildende eingeordnet, die in Deutschland geboren sind und deren Eltern beide ebenfalls in Deutschland geboren sind oder von denen nur ein Elternteil aus einem anderen Land stammt und/oder eine ausländische Staatsangehörigkeit besitzt (ebd., 2007).

Die soziale Schichtzugehörigkeit basiert nach der Arbeitsgruppe „Epidemiologische Methoden" im Wesentlichen auf den drei Merkmalen Bildung, Einkommen und berufliche Stellung (Jöckel et al., 1998). Da sich die Teilnehmenden an dieser Studie noch in ihrer Berufsausbildung befinden, hätte zur Erhebung des Einkommens und der beruflichen Stellung auf Daten der Eltern zurückgegriffen werden müssen. Es erschien jedoch fraglich, dass die Auszubildenden zum genauen Einkommen ihrer Eltern verlässliche Angaben machen könnten. Daher wurden zur Ermittlung des SES lediglich der Bildungsstatus der Befragten selbst sowie der aktuelle Beruf der Eltern herangezogen, wie es bereits bei einer anderen Studie mit Jugendlichen praktiziert worden ist (Thomas, Heinrich, Kühnlein & Radon, 2010; Thomas, 2008).

Die Angaben der Teilnehmenden zu dem Beruf ihrer Eltern wurden mithilfe der „Internationalen Standardklassifikation der Berufe" (ISCO-88) codiert (Geis, 2011) und Prestigewerten nach dem „International Socio-Economic Index of occupational status" (ISEI) zugeordnet (Ganzeboom & Treiman, 1996). Der ISEI kann Werte zwischen 16 und 90 Punkten annehmen, wobei eine höhere Punktzahl einen Beruf mit hohem Prestige darstellt. Für eine Berücksichtigung der ISEI-Werte bei der Bestimmung des SES wurden diesen wiederum Punkte von eins bis fünf zugeordnet. Dazu wurden die Werte in ihre Quintile eingeteilt (Thomas, 2008). Dem Bildungsstand der Auszubildenden wurden ebenfalls Punkte von eins bis fünf zugeordnet, um die Berechnung eines Summenindexes zu ermöglichen. Tabelle 5 zeigt die Berechnungsgrundlage für diesen Index.

Tabelle 5 Berechnungsgrundlage für den sozioökonomischen Status

Punkte			Punkte	Beruf der Eltern
1	Hauptschule		1	ISEI-Werte 16–30
2	Mittlere Reife		2	ISEI-Werte 31–45
3	Fachoberschule (FOS)	+	3	ISEI-Werte 46–60
4	Abitur		4	ISEI-Werte 61–75
5	FOS/Abitur + Hochschulstudium		5	ISEI-Werte 76–90

(Quelle: Basierend auf Thomas, 2008)

Für die Ermittlung des SES wurden die Punkte aus dem Bildungsstand der Studienteilnehmer/innen mit den Punkten aus dem Beruf des Vaters oder der Mutter summiert. Es wurde jeweils der Elternteil mit dem höheren ISEI-Wert für die Berechnung herangezogen. Lagen die nötigen Angaben nur für einen Elternteil vor, so wurden diese berücksichtigt. Der so errechnete Index kann zwischen zwei und zehn Punkten annehmen. Daraus erfolgt wiederum die Einteilung in verschiedene Statusgruppen. Bei zwei bis vier Punkten liegt ein niedriger SES vor, bei fünf bis sieben Punkten ein mittlerer SES und bei acht bis zehn Punkten wird von einem hohen SES gesprochen (Thomas, 2008).

Die Berechnung des BMI erfolgte mittels der allgemein gültigen Formel: (Körpergewicht in kg) / (Körpergröße in m)^2. Die Einteilung in die unterschiedlichen Gewichtsklassen wurde gemäß der internationalen Klassifikation der WHO vorgenommen. Demnach galt eine Person mit einem BMI bis 18,49 als untergewichtig, einem BMI zwischen 18,5 und 24,99 als normalgewichtig sowie einem BMI zwischen 25 und 29,99 als übergewichtig. Als adipös wurden die Auszubildenden ab einem BMI von 30 bezeichnet (WHO, 1995).

Variablen zum Gesundheitsverhalten

Die Erhebung des Gesundheitsverhaltens erfolgte durch die Komponenten körperliche Aktivität, Ernährung, Rauchen und Alkoholkonsum.

Das Bewegungsverhalten der Auszubildenden wurde anhand von Fragen, die bereits in der Studie zur Gesundheit Erwachsener in Deutschland (DEGS1) verwendet wurden, gemessen (RKI, 2008). Gefragt wurde, an wie vielen Tagen pro Woche die Teilnehmenden einer körperlichen Aktivität nachgehen, bei der sie ins Schwitzen oder außer Atem geraten und wie lange an diesen Tagen eine Aktivität erfolge. Im ersten Teil konnte die Anzahl der Tage in einem Freitextfeld eingetragen oder die Antwort „an keinem Tag" angekreuzt werden. Bei der zeitlichen Komponente standen die Antwortkategorien „weniger als 10 Minuten", „10 bis weniger als 30 Minuten", „30 bis 60 Minuten" sowie „mehr als 60 Minuten" zur Verfügung. Die Auswertung der Fragen erfolgte analog dem Vorgehen der Autoren der DEGS1 (Krug et al., 2013). Es wurden die Tage mit den Mittelwerten dieser Antwortkategorien (5, 20, 45 und 60 Minuten) multipliziert und eine Einteilung der körperlichen Aktivität nach weniger beziehungsweise mehr als 2,5 h/Woche vorgenommen. Die WHO empfiehlt, mindestens 2,5 h/Woche körperlich aktiv zu sein. Sportliche Aktivität umfasste nur das geplante, strukturierte und wiederholte Verhalten zur Steigerung der Leistungsfähigkeit. Die Antwortkategorien „regelmäßig, mehr als 4 h/Woche" und „regelmäßig, 2–4 h/Woche" galten in der Auswertung als sportliche Aktivität von „regelmäßig mindestens 2 h/Woche". Die Antwortmöglichkeiten „regelmäßig, 1–2 h/Woche" und „weniger als 1 h/Woche" wurden als „bis zu 2 h/Woche" zusammengefasst. Die Kategorie „keine sportliche Aktivität" blieb unverändert bestehen.

Zur Erfassung des Ernährungsverhaltens wurde ein Food-Frequency-Fragebogen eingesetzt, der es erlaubt, durch Abfrage der Verzehrhäufigkeit verschiedener Lebensmittel einen Ernährungsmusterindex zu bilden. Dabei werden für die Verzehrhäufigkeit (täglich bis nie) von jedem der abgefragten fünfzehn Nahrungsmittel individuell Punkte von null bis zwei (abweichende, normale und optimale Verzehrhäufigkeit) vergeben. Eine optimale Verzehrhäufigkeit wird bei drei Items zu Obst und Gemüse beispielsweise bei täglichem Verzehr erreicht, während die Items zu tierischen Produkten eher bei wöchentlichem Verzehr hohe Punktzahlen liefern. Die Punkte aller Nahrungsmittel werden am Ende aufsummiert. Der Index kann daher zwischen null und dreißig Punkte annehmen. Eine hohe Punktzahl kommt den Ernährungsempfehlungen zur Prävention von Herz-Kreislauf-Erkrankungen und den Verzehrempfehlungen der Deutschen Gesellschaft für Ernährung e.V. (DGE) am nächsten. Anschließend wurde der Index in Tertile eingeteilt, wie es auch bei der Validierung des Fragebogens samt Index auf Gruppenebene gehandhabt wurde (Winkler & Döring, 1995). Daraus ergab sich folgende Einteilung:

- Ungünstiges Ernährungsmuster: 0–12 Punkte
- Normales Ernährungsmuster: 13–15 Punkte
- Günstiges Ernährungsmuster: 16–30 Punkte

In dem Fragebogen dieser Studie wurde in die Skala zur Ernährung außerdem der Verzehr von Nahrungsmitteln, die allgemein als Fast Food bezeichnet werden, abgefragt. Dieses Item wurde getrennt von dem oben beschrieben Index ausgewertet, da es in der Originalskala nicht vorhanden war und somit auch nicht im Rahmen der Bildung des Ernährungsmusterindexes validiert wurde. Der Verzehr von Fast Food wurde in die Kategorien „häufig" (täglich bis wöchentlich), „gelegentlich" (mehrmals im Monat, einmal im Monat oder seltener) und „nie" eingeteilt.

Das Rauchverhalten wurde anhand des aktuellen Status (täglich, gelegentlich, nicht mehr oder noch nie) gemessen. Auszubildende, die angaben, täglich oder gelegentlich zu rauchen, wurden zudem nach der Anzahl der Zigaretten, die sie pro Tag oder Monat rauchen gefragt. Eine Gruppierung des Konsums erfolgte nach den Kategorien „≤10 Zigaretten/Tag", „11–19 Zigaretten/Tag" und „≥20 Zigaretten/Tag". Personen, die 20 oder mehr Zigaretten am Tag konsumieren, gelten als starke Raucher/innen (Lampert, von der Lippe, et al., 2013).

Zur Ermittlung des Alkoholkonsums wurde die Kurzform des „Alcohol Use Disorders Identification Tests" (AUDIT-C) eingesetzt. Dieser hat sich als valides Instrument zur Messung von Alkoholmissbrauch oder -abhängigkeit und/oder starkem Trinken erwiesen (Bush et al., 1998; Hapke et al., 2013). Die als riskanter Alkoholkonsum bezeichnete durchschnittliche, tägliche Trinkmenge liegt bei Frauen ab 10–12 g und bei Männern ab 20–24 g Reinalkohol vor (Hapke et al., 2013). Das Instrument besteht aus drei Fragen mit je fünf Antwortkategorien, für die bei der Auswertung jeweils null bis vier Punkte vergeben werden. Daraus ergibt sich eine Summe von bis zu zwölf Punkten. Um einen riskanten Alkoholkonsum zu ermitteln, wurden die von Reinert und Allen (2007) vorgeschlagenen Grenzen verwendet. Somit liegt ein riskanter Alkoholkonsum bei Frauen bereits ab vier und bei Männern ab fünf Punkten vor.

Variablen zum Gesundheitszustand

Der Gesundheitszustand wurde anhand verschiedener Parameter erhoben. Zum einen wurde er durch die subjektive Einschätzung der Auszubildenden auf einer fünfstufigen Skala von „ausgezeichnet" bis „schlecht" gemessen. Zum anderen wurde zur Abbildung der Morbidität nach Krankheiten und Beschwerden in den vorangegangenen zwölf Monate gefragt. Abgefragt wurden größere Krankheitsgruppen, wie zum Beispiel psychische Beeinträchtigungen oder Erkrankungen des Muskel-Skelett-Systems, mithilfe der vorgegebenen Antwortkategorien „nein", „ja, eigene Einschätzung" und „ja, Diagnose vom Arzt", wie es auch der WAI vorgibt (Hasselhorn & Freude, 2007). Für einige Auswertungen wurden die beiden letzten Kategorien als „ja" zusammengefasst. Zur genaueren Erfassung der psychischen Beeinträchtigungen wurden zwei zusätzliche Skalen verwendet. Eine davon ist die Skala zur „Allgemeinen Selbstwirksamkeitserwartung". Sie misst die subjektive Überzeugung, schwierige Lagen mithilfe der eigenen Kompetenz erfolgreich meistern zu können, und kennzeichnet damit die Ressource der konstruktiven Lebensbewältigung. Die Erfassung erfolgt über zehn Items auf einer vierstufigen Skala von 1=„stimmt nicht" bis 4=„stimmt genau". Durch Aufsummieren aller Antworten ergibt sich folglich ein Punktwert zwischen 10 und 40, wobei eine höhere Punktzahl eine bessere Selbstwirksamkeitserwartung bedeutet (Jerusalem & Schwarzer, n. d.; Schwarzer & Jerusalem, 1999). Als zweites Instrument wurde die Skala „Irritation" verwendet. Irritation beschreibt die emotionale und kognitive psychische Beanspruchung im Kontext der Erwerbsarbeit und wurde früher als Gereiztheit oder Belastetsein bezeichnet. Die siebenstufige Skala umfasst acht Items. Für die Antworten werden Punkte von 1=„trifft überhaupt nicht zu" bis 7=„trifft fast völlig zu" vergeben. Daraus errechnet sich eine Summe zwischen 8 und 56 Punkten, wobei eine große Punktzahl auf eine hohe Irritation beziehungsweise psychische Beanspruchung hinweist (Mohr et al., 2005).

Variablen bezüglich der Zukunftsperspektiven

Für die Bewertung der Zukunftsperspektiven wurde zunächst die Arbeitssituation der Auszubildenden erfasst. Dazu wurde ihre Zufriedenheit mit der Arbeit gemessen. Die Arbeitszufriedenheit, die als Belastungsfolge psychosozialer Faktoren bei der Arbeit gilt, wurde anhand von sieben Items mit einer vierstufigen Antwortskala erfasst. Für die Auswertung wurden die Antworten in die Werte 0 für „sehr unzufrieden", 33 für „unzufrieden", 66 für „zufrieden" und 100 für „sehr zufrieden" transformiert. Aus dem Mittelwert der vier Einzelitems ergab sich der gesamte Skalenwert für jeden Befragten. Wurde mehr als die Hälfte der Items nicht beantwortet (vier oder mehr Items), galt der Gesamtskalenwert als fehlend (Nübling et al., 2005). Analog zur NEXT-Studie wurden die Auszubildenden außerdem danach gefragt, ob sie in den vorangegangenen zwölf Monaten „selten" (nie oder einige Male im Jahr) oder „häufig" (einige Male im Monat, einige Male in der Woche oder jeden Tag) an eine Aufgabe ihrer Berufsausbildung gedacht hätten (Hasselhorn et al., 2005). Die Fragen nach einer geplanten Weiterqualifizierung und nach dem Willen, die Arbeit auch in den nächsten fünf Jahren noch auszuüben, konnten mit „ja", „nein" oder „weiß ich noch nicht" beantwortet werden. Darüber hinaus wurden zwei offene Fragen nach den Belastungen im Praxisalltag sowie nach den Wünschen für die Arbeitssituation gestellt. Aus den verschiedenen Freitextantworten wurden gemeinsame Kategorien gebildet, die wiederum quantitativ ausgewertet wurden.

3.5 Auswahl von Variablen für die logistischen Regressionsanalysen

Der Identifizierung von Faktoren, die im Zusammenhang mit Muskel-Skelett-Erkrankungen und psychischen Beeinträchtigungen bei den Auszubildenden stehen, lag eine Sichtung der Literatur nach möglichen Einflussvariablen zugrunde, die später in den Regressionsmodellen untersucht werden sollten. Die Recherche erfolgte für jede dieser zwei Erkrankungen einzeln.

Bisherige Forschungsergebnisse zeigen eine Manifestation von Muskel-Skelett-Erkrankungen bei Auszubildenden vor allem im Bereich des Rückens, speziell des unteren Rückens, sowie im Bereich des Nackens und der Schultern (Crary, 2013; Mitchell et al., 2009, 2010; Schwanke et al., 2011). Ein systematischer Review zu den Determinanten von Nackenschmerzen in der Allgemeinbevölkerung stellte fest, dass diese im Zusammenhang mit den nicht modifizierbaren Faktoren Alter, Geschlecht, Anzahl der Kinder und weiteren genetischen Parametern stehen. So leiden beispielsweise Frauen häufiger an Nackenschmerzen und die Prävalenz steigt mit dem Alter an, wobei die Spitze in der mittleren Altersgruppe liegt. Außerdem wurde eine Reihe von weiteren Risikofaktoren identifiziert, wie Tabakkonsum, eine subjektiv als schlecht eingeschätzte Gesundheit sowie eine geringe mentale Gesundheit oder Depressionen (Hogg-Johnson et al., 2008). Eine Übersichtsarbeit von systematischen Reviews zu Risiko- und Prognosefaktoren für nicht spezifische muskuloskelettale Schmerzen identifizierte zudem niedrige Arbeitszufriedenheit als einen Risikofaktor mit hoher Evidenz für Kreuzschmerzen (Lakke, Soer, Takken & Reneman, 2009). In einer prospektiven Studie mit Pflegeschülern/innen wurden wiederum Rauchen, vermehrte körperliche Aktivität und Stress als Prädiktoren für neu auftretende Kreuzschmerzen erkannt (Mitchell et al., 2010). Demzufolge können sowohl soziodemografische Faktoren, als auch Determinanten des Gesundheitsverhaltens, wie Rauchen und körperliche Aktivität, sowie psychische Faktoren und Arbeitszufriedenheit in Zusammenhang mit Muskel-Skelett-Erkrankungen gebracht werden. Diese Faktoren wurden für das multivariate Modell berücksichtigt. Andere Faktoren, die ebenfalls häufig diskutiert werden, wie der BMI und der SES wiesen bisher inkonsistente Ergebnisse hinsichtlich ihres Einflusses auf Muskel-Skelett-Erkrankungen auf (Hogg-Johnson et al., 2008; Klipstein & Nydegger, 2013). Der Zusammenhang wurde jedoch ebenfalls vorab für das Modell geprüft.

Unter psychischen Beeinträchtigungen werden, wie durch den WAI vorgegeben, Beschwerden wie Depressionen, Angstzustände und chronische Schlaflosigkeit zusammengefasst (Hasselhorn & Freude, 2007). In einer Aufbereitung ihres gegenwärtigen Verständnisses von Depressionen bei älteren Jugendlichen gaben Lewinsohn, Rohde und Seeley (1998) als Variablen, die mit zukünftiger, aktueller oder vergangener Depression assoziiert werden können, unter anderem ein schwaches Selbstwertgefühl und Selbstbewusstsein sowie weitere psychopathologische Faktoren, körperliche Erkrankung, geringe selbst eingeschätzte Gesundheit und den gegenwärtigen Tabakkonsum an. Im Massachusetts Jugendgesundheitssurvey, einer repräsentativen Stichprobenerhebung von High-School-Schülern/innen hauptsächlich im Alter zwischen 14 und 19 Jahren, wurden Risikofaktoren für Depressions- und Stresssymptome untersucht, die die Schüler/innen selbst angegeben hatten. Dabei gab es vor allem signifikante Zusammenhänge mit zunehmendem Alter, weiblichem Geschlecht und steigendem Tabakkonsum. Bei den weiblichen Teilnehmern erwies sich außerdem eine gesunde Ernährung als protektiver Faktor (Brooks, Harris, Thrall & Woods, 2002). Folglich werden für einen Einschluss im zweiten multivariaten Modell analog die Variablen Alter, Geschlecht, Raucherstatus, Ernährungsverhalten, Selbstwirksamkeit, Irritation, Muskel-Skelett-Erkrankungen und subjektiver Gesundheitszustand berücksichtigt. Die WHO stellt in ihrem Überblick zu Risiken für die mentale Gesundheit insbesondere das Leben in Armut, chronische Erkrankungen sowie die Zugehörigkeit zu einer ethnischen Minderheit als gefährdende Faktoren heraus (WHO, 2012). Demzufolge wurden sowohl der SES als auch der Migrationshintergrund als weitere Einflussfaktoren geprüft. In einer Metaanalyse konnten Faragher, Cass und Cooper (2005) den Einfluss von Arbeitszufriedenheit auf die Gesundheit von Arbeitnehmern nachweisen. Arbeitszufriedenheit korrelierte dabei am stärksten mit mentalen Problemen, wie Burnout, mangelndes Selbstwertgefühl, Depression und Angstzuständen, und wurde deshalb ebenfalls in den multivariaten Analysen berücksichtigt.

Nach einer Beschreibung der angewandten Verfahren bei den univariaten Analysen und den Gruppenvergleichen wird am Ende des Kapitels 3.6 das weitere statistische Vorgehen zur Bildung der Modelle für die logistischen Regressionsanalysen erläutert.

3.6 Statistische Verfahren

Datenaufbereitung

Für die Eingabe der erhobenen Daten wurde das SPSS-Hilfsprogramm Data Entry Builder 4.0 verwendet. Im Anschluss an die elektronische Erfassung wurde der vollständige Datensatz in SPSS Statistics Version 20 exportiert, mit dem alle hier dargestellten statistischen Analysen durchgeführt wurden. Die Qualität der Daten wurde anhand von Plausibilitäts- und Missingkontrollen sichergestellt. Hierzu wurden vorab alle Variablen deskriptiv ausgewertet. Für alle Variablen, die fehlende Werte von über 4% aufwiesen, wurde die Eingabe von Missings im Datensatz mit den Originalfragebögen verglichen und eventuelle Eingabefehler korrigiert. Inkonsistenzen wurden durch Plausibilitätskontrollen ermittelt und ebenfalls in den Originalfragebögen auf Eingabefehler überprüft.

Deskriptive, univariate Analyse

Zur Analyse der Daten wurden zunächst deskriptive Auswertungen der soziodemografischen Charakteristika der Studienpopulation sowie der Parameter zum Gesundheitsverhalten, Gesundheitszustand und Zukunftsperspektiven durchgeführt. Für die kategorialen Variablen wurden absolute und relative Häufigkeiten ermittelt. Bei den metrischen Daten wurde jeweils der Mittelwert mit der dazugehörigen Standardabweichung sowie dem entsprechenden Minimal- und Maximalwert berechnet.

Gruppenvergleiche

Um die drei Ausbildungsgruppen auf signifikante Unterschiede in ihren soziode-mografischen Merkmalen, ihrem Gesundheitsverhalten und -zustand sowie ihren Zukunftsperspektiven hin zu untersuchen, wurde bei den kategorialen Variablen der Chi-Quadrat-Test (χ^2) nach Pearson verwendet. Lagen in einer oder mehr Zellen der entsprechenden Kreuztabellen erwartete absolute Häufigkeiten von fünf oder weniger Beobachtungen vor, wurde der Fisher's-Exact-Test angewandt. Als Effektstärke eines Zusammenhangs zwischen dem Ausbildungsberuf mit den zu prüfenden Variablen wurde Cramérs V berechnet. Bei der Interpretation gilt ein Wert von 0 als kein vorliegender statistischer Zusammenhang, während ein Wert von 1 einen perfekten Zusammenhang zwischen den Variablen darstellt (Janssen & Laatz, 2010).

Bei den metrischen Daten wurden sowohl parametrische als auch nichtparametri-sche Testverfahren eingesetzt. Zur Durchführung der parametrischen Testverfahren wurden zunächst die dafür zugrunde liegenden Annahmen (Unabhängigkeit der Vergleichsgruppen, Normalverteilung der Stichprobenverteilung und Homogenität der Varianzen) überprüft (Field, 2013). Die Unabhängigkeit der Vergleichsgruppen war in allen Fällen gegeben. Die Normalverteilung wurde mittels bildlicher und sta-tistischer Darstellungen geprüft. Die bildliche Darstellung erfolgte im Histogramm mit Anzeige der Normalverteilungskurve sowie durch ein Normalverteilungs-diagramm (Q-Q-Diagramm). Bei der statistischen Überprüfung wurden die Schiefe und Kurtosis der Verteilung[5] sowie die Normalverteilungstests Kolmogorov-Smirnov und Shapiro-Wilk herangezogen. Da Letztere jedoch bei größeren Stich-proben generell signifikante Ergebnisse liefern, wurden sie bei der Beurteilung nach-teilig behandelt. Die Homogenität der Varianzen zwischen den Vergleichsgruppen wurde mit dem Levene-Test überprüft. Ein nicht signifikantes Testergebnis deutet darauf hin, dass sich die Varianzen nicht unterscheiden und somit die erforderliche Homogenität gegeben ist (Janssen & Laatz, 2010). Waren die Annahmen für para-metrische Testverfahren erfüllt, wurde zur Prüfung von Gruppenunterschieden die

---

[5] Während die Schiefe die Abweichung von der Normalverteilung zu einer rechts- oder linkssteilen Verteilung angibt, zeigt die Kurtosis (auch Exzess, Breite, Wölbung), ob eine Verteilung abweichend von einer symmetrischen Verteilung eher breit- oder schmalgipflig ist (Bühner & Ziegler, 2009). Bei einer Variablen, die normalverteilt ist, nehmen Schiefe und Kurtosis den Wert null an. Ein Wert von über zwei weist auf eine deutliche Abweichung von der Normalverteilung hin. Sind zudem die Werte der Schiefe und Kurtosis größer als das Zweifache ihrer zugehörigen Standardfehler, kann von einer signifikanten Abweichung ausgegangen werden (Miles & Shevlin, 2001).

einfaktorielle Varianzanalyse (ANOVA) mit anschließendem Post-hoc-Test (Scheffé) für paarweise Mehrfachvergleiche der Ausbildungsgruppen verwendet. Als Maß für die Effektstärke wurde das partielle Eta-Quadrat (η^2) berechnet. Es gibt an, wie groß der Anteil an der Gesamtvariation in den abhängigen Variablen ist, der durch die Gruppenunterschiede erklärt wird (Bühner & Ziegler, 2009). Bei Abweichungen von den Annahmen der Normalverteilung und der Homogenität der Varianzen wurde der nichtparametrische Kruskal-Wallis-H-Test verwendet. Bei den paarweisen Analysen wurde auf den Mann-Whitney-U-Test zurückgegriffen.

Zusätzlich zu dem Vergleich der Ausbildungsgruppen wurden einzelne stratifizierte Analysen nach dem Ausbildungsjahr durchgeführt. Hier wurden ebenfalls die bereits beschriebenen statistischen Verfahren angewandt.

Untersuchung von Zusammenhängen anhand logistischer Regression

Zur Identifizierung von Faktoren, die im Zusammenhang mit den abhängigen Variablen (Konstanten) Muskel-Skelett-Erkrankungen und psychischen Beeinträchtigungen stehen, wurden jeweils zwei einzelne binäre logistische Regressionsanalysen durchgeführt. Diese Methode wurde gewählt, da es sich bei den beiden Zielkriterien um dichotome Variablen handelt. Unter den unabhängigen Einflussvariablen waren sowohl metrische als auch kategoriale beziehungsweise dichotome Variablen.

Nach der bereits im Kapitel 3.5 beschriebenen Sichtung der Literatur wurden mögliche Einflussfaktoren für die Regressionsmodelle zunächst anhand von Kreuztabellen mit den abhängigen Variablen untersucht und die Zellenbesetzung überprüft. Keine Zelle sollte den Wert von 0 aufweisen, da dies im Modell zu unerwünschten Ergebnissen führen kann (Hosmer & Lemeshow, 2000). Als weitere Faustregel für die Anzahl der maximal einzuschließenden Einflussvariablen gilt, dass für jede unabhängige Variable im Modell mindestens zehn Fälle in jeder Kategorie der dichotomen Zielvariable vorhanden sein sollten (Stoltzfus, 2011).

Zur ersten Prüfung eines Zusammenhangs zwischen den abhängigen und unabhängigen Variablen als auch den unabhängigen Variablen untereinander wurde eine Korrelation nach Spearman vorgenommen. Spearman's Korrelationskoeffizient rho kann Werte zwischen -1 (perfekter negativer Zusammenhang) bis +1 (perfekter positiver Zusammenhang) annehmen. Bei der Interpretation weisen Werte ab ±0,1 auf eine geringe Korrelation, ab ±0,3 auf eine mittlere Korrelation und ab ±0,5 auf eine starke Korrelation hin (Field, 2013). Als Voraussetzungen einer binären logistischen Regression gilt, dass die abhängigen und unabhängigen Variablen idealerweise hoch miteinander korrelieren, während die unabhängigen Variablen keine Korrelation untereinander aufweisen sollten (Multikollinearität) (Schendera, 2008). Um eine Multikollinearität gänzlich auszuschließen, wurden in einer linearen Regression der Ziel- und Einflussvariablen Kriterien zur Prüfung auf Kollinearität erzeugt. Werte der Toleranz-Statistik sollten größer als 0,1 sein und die Varianz-Inflations-Faktoren (VIF) nicht größer als 10 (Field, 2013). Als weitere Annahme einer logistischen Regression gilt der lineare Zusammenhang zwischen metrisch skalierten Einflussvariablen und dem Logit[6] der abhängigen Variable. Zur Überprüfung wurde das ursprüngliche Regressionsmodell unter Hinzunahme der Interaktionsterme aller metrischen Variablen und ihrer natürlichen Logarithmen berechnet. Bei Signifikanz dieser Interaktionsterme kann von einem Verstoß gegen die Annahme ausgegangen werden. Zur Identifizierung von Ausreißern wurden außerdem die standardisierten Residuen[7], Cooks Distanz[8] sowie DfBeta-Werte[9] gespeichert und überprüft (Field, 2013; Schendera, 2008).

In einzelnen binären logistischen Regressionen wurden die unabhängigen Variablen wiederum auf ihren Zusammenhang mit den Konstanten Muskel-Skelett-Erkrankungen sowie psychischen Beeinträchtigungen geprüft. In das jeweilige finale Modell wurden alle Variablen, die in diesen univariaten Analysen einen signifikanten Zusammenhang (p<0,05) mit den Konstanten aufwiesen, eingeschlossen. Da eine Auswahl anhand des relativ strengen, traditionellen Signifikanzlevels oftmals relevante Variablen ausschließt, empfehlen Hosmer & Lemeshow (2000), alle Variablen aus den univariaten Analysen mit p-Werten <0,25 für das finale Modell zu berücksichtigen. Daher wurden hierarchische Modelle gebildet, in die zunächst die Variablen mit Signifikanzniveau von p<0,05 eingeschlossen wurden. In einem zweiten Schritt wurden die weiteren Variablen mit Signifikanzniveau von p<0,25

---

[6] Logarithmus des Odds beziehungsweise der Chance/Wahrscheinlichkeit, dass die Variable den Wert 0 oder den Wert 1 annimmt (Schendera, 2008).

[7] Die Residuen eines Modells ausgedrückt in Einheiten von Standardabweichungen. Fälle mit einem Wert von ±3 können ein Problem für das Modell darstellen. Zudem sollten weniger als 1% der Fälle Werte von ±2,58 und weniger als 5% der Fälle Werte von ±1,96 aufweisen (Field, 2013).

[8] Ein Maß für den Einfluss eines Falles auf ein Modell. Weist ein Fall hier einen Wert größer als 1 auf, kann es sich um einen Ausreißer handeln (Field, 2013).

[9] Ein Maß für den Einfluss eines Falles auf den Wert des Beta-Koeffizienten in einem Regressionsmodell. DfBeta-Werte sollten kleiner als 1 sein (Field, 2013).

hinzugefügt. Wenn durch die Variablen des zweiten Schrittes keine wesentliche Verbesserung des Modells herbeigeführt werden konnte, wurde ein finales Modell mit allen Variablen des ersten Schrittes anhand der Einschlussmethode berechnet. Bei dieser Methode werden alle unabhängigen Variablen gleichzeitig in das Modell eingefügt. Der Vorteil liegt darin, dass keine vorherigen Hypothesen über die einzelnen Variablen und ihre Bedeutung für das Modell aufgestellt werden müssen (Stoltzfus, 2011). Der Klassifikationsschwellenwert wurde auf 0,5 und die Maximalzahl der Iterationen auf 20 gesetzt. Mithilfe der Modelle wurden für jeden Prädiktor der Beta-Koeffizient mit dazugehörigem Standardfehler sowie Odds Ratios und deren 95%-Konfidenzintervalle berechnet.

Zur Überprüfung der Qualität des logistischen Regressionsmodelles, der sogenannten Modellgüte, wurden zusätzliche Statistiken betrachtet. Zunächst wurde der Omnibus-Test der Modellkoeffizienten herangezogen, der einen Gesamteindruck der Modellgüte liefert. Der Test basiert auf der Veränderung von Chi-Quadrat und misst dabei die signifikante Verbesserung des Modells durch Aufnahme der unabhängigen Variablen. Ein signifikantes Testergebnis deutet somit darauf hin, dass die ausgewählten Variablen Einfluss auf das Zielkriterium haben. Als Gütemaß für die Erklärungskraft des Modelles wurde Nagelkerkes Pseudo-R-Quadrat berücksichtigt. Es kann als Anteil der Varianz der abhängigen Variable, der durch alle im Modell enthaltenen Einflussvariablen erklärt wird, interpretiert werden (Fromm, 2005). Wenn das gebildete Modell keine Erklärungskraft aufweist, nimmt Nagelkerkes R^2 den Wert null an. Können die unabhängigen Variablen das entsprechende Zielkriterium perfekt prognostizieren, ergibt sich ein Wert von eins[10] (Kühnel & Krebs, 2012). Des Weiteren gab die Klassifizierungstabelle Auskunft über die Anteile der korrekt klassifizierten Fälle (Fromm, 2005). Zur Kontrolle, wie gut das Modell an die Daten angepasst war, wurde der Hosmer-Lemeshow-Test verwendet. Ein nicht signifikantes Testergebnis deutet auf eine gute Modellanpassung hin (Schendera, 2008).

Bei allen durchgeführten Analysen wurden Ergebnisse bei einem Wert von p<0,05 als statistisch signifikant angesehen. P-Werte von 0,05 bis 0,06 wurden als Borderline-Signifikanz ausgewiesen.

---

[10] Bei der Interpretation von Nagelkerkes Pseudo-R-Quadrat kann bei Werten ab 0,2 bereits von einer akzeptablen und bei Werten ab 0,4 von einer guten Erklärungskraft des Modells gesprochen werden (Backhaus, Erichson & Plinke, 2006).

4 Ergebnisse

4.1 Rekrutierung der Studienteilnehmer/innen

Die Teilnehmer/innen für diese Studie wurden an acht berufsbildenden Schulen in Hamburg rekrutiert. Insgesamt wurden in 21 Berufsschulklassen 407 Auszubildende angetroffen. Davon haben 402 Auszubildende an der Befragung teilgenommen, was einer Responserate von 98,8% entspricht. Der genaue Ablauf der Rekrutierung ist in Abbildung 1 dargestellt.

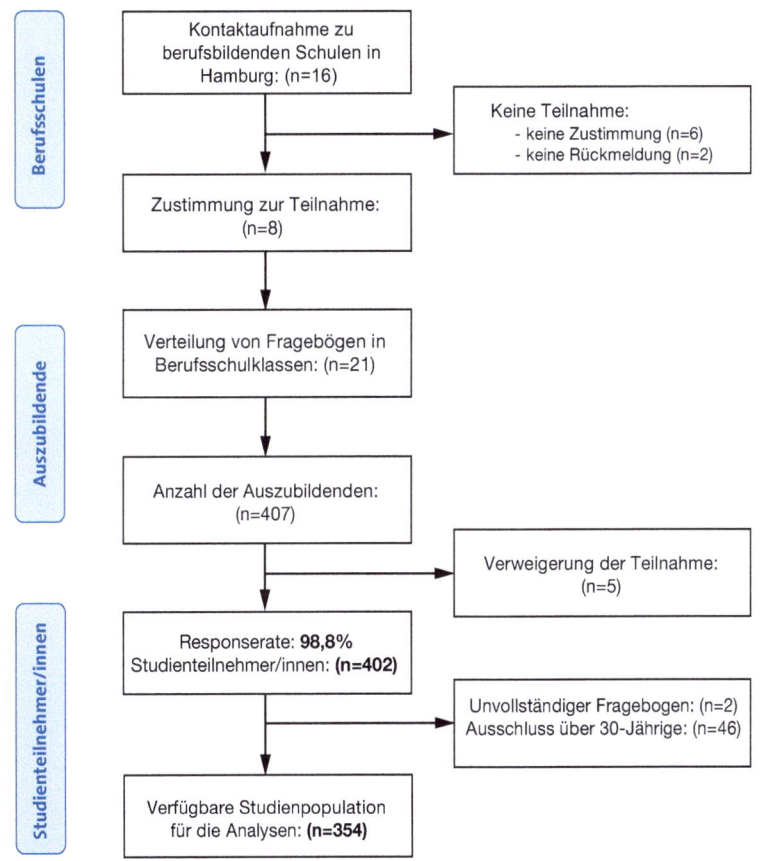

Abbildung 1 Flussdiagramm über die Rekrutierung der Studienteilnehmer/innen

Das Alter der Auszubildenden variierte stark in der Stichprobe (von 16 bis 52 Jahren) und die Altersverteilung war in den Ausbildungsgruppen sehr unterschiedlich. In der Altenpflege war ein deutlich größerer Anteil von Auszubildenden 31

Jahre und älter (19%), als in den anderen beiden Gruppen (5% und 9%). Um eine bessere Homogenität zwischen den Gruppen herzustellen und weil das Verhalten und die Gesundheit von Jugendlichen nicht mit denjenigen von Erwachsenen vergleichbar sind, wurde die Stichprobe für die Analysen auf die 16- bis 30-Jährigen Auszubildenden begrenzt.

4.2 Beschreibung der Studienpopulation

Von den 354 für die Analysen zur Verfügeng stehenden Teilnehmern/innen entfielen 130 auf Auszubildende in der Altenpflege und 142 auf Auszubildende in der GuK. 82 Teilnehmer/innen gehörten dem Bereich Erziehung & SPA an, die hier zusammengefasst wurden (30 Erzieher/innen und 52 sozialpädagogische Assistenten/innen). Zwar unterschieden sich die Auszubildenden in diesen beiden Berufen signifikant in Alter, Geschlecht und SES, es wurden jedoch keine signifikanten Unterschiede in den Variablen des Gesundheitsverhaltens und -zustandes festgestellt, deshalb wurden diese Ausbildungsberufe als eine Gruppe ausgewertet. Tabelle 6 zeigt die demografischen Merkmale aller Auszubildenden im Alter zwischen 16 und 30 Jahren.

Tabelle 6 Demografische Beschreibung der Studienpopulation

Items	Altenpflege (N=130) n (%)	GuK (N=142) n (%)	Erziehung & SPA (N=82) n (%)
Ausbildungsjahr			
1. Jahr	32 (24,6)	59 (41,5)	29 (35,4)
2. Jahr	66 (50,8)	35 (24,6)	53 (64,6)
3. Jahr	32 (24,6)	48 (33,8)	-
Geschlecht			
weiblich	98 (75,4)	122 (85,9)	63 (76,8)
männlich	32 (24,6)	20 (14,1)	19 (23,2)
Alter			
16–19 Jahre	20 (15,4)	24 (16,9)	24 (29,3)
20–22 Jahre	38 (29,2)	62 (43,7)	29 (35,4)
23–26 Jahre	46 (35,4)	49 (34,5)	20 (24,4)
27–30 Jahre	26 (20)	7 (4,9)	9 (11)

Fortsetzung Tabelle 6 Demografische Beschreibung der Studienpopulation

Items	Altenpflege (N=130) n (%)	GuK (N=142) n (%)	Erziehung & SPA (N=82) n (%)
Wohnsituation			
allein lebend	40 (30,8)	77 (54,2)	14 (17,1)
bei Eltern/ Verwandten	44 (33,8)	36 (25,4)	50 (61)
mit Partner/in	44 (33,8)	29 (20,4)	17 (20,7)
k. A.	2 (1,5)	-	1 (1,2)
Eigene Kinder			
ja	17 (13,1)	6 (7,3)	6 (7,3)
nein	105 (80,8)	137 (96,5)	72 (87,8)
k. A.	8 (6,2)	4 (2,8)	4 (4,9)

In der Gruppe der Auszubildenden in der Altenpflege war das Durchschnittsalter mit 23,2 Jahren am höchsten und unterschied sich damit signifikant vom Durchschnittsalter der Auszubildenden in der GuK (21,9) und in der Erziehung & SPA (21,7) (beide p<0,01). In der Gruppe der Erziehung & SPA konnten keine Auszubildenden aus dem dritten Lehrjahr rekrutiert werden. Ein Grund dafür ist, dass die Ausbildung zur SPA nur zwei Ausbildungsjahre umfasst. In allen drei Gruppen waren die Studienteilnehmer/innen hauptsächlich weiblich (75%, 86% und 77%). Von den Altenpflegeauszubildenden lebte jeweils etwa ein Drittel alleine, bei den Eltern/Verwandten oder mit Partner/in. Bei den Schülern/innen in der GuK lebte dagegen mehr als die Hälfte alleine (54%), in der Erziehung & SPA wohnten die meisten Auszubildenden noch bei ihren Eltern/Verwandten (61%). Wenige der Studienteilnehmer/innen hatten bereits eigene Kinder. Lediglich in der Altenpflege gaben etwas mehr als 10% der Teilnehmer/innen an, mindestens ein Kind zu haben.

In der Tabelle 7 werden die Ergebnisse zu den soziodemografischen Merkmalen der Studienpopulation dargestellt. In den Gruppen der Altenpflege und Erziehung & SPA befanden sich anteilsmäßig mehr Auszubildende mit einem Migrationshintergrund als in der GuK. Diese Unterschiede zwischen den Gruppen waren statistisch nicht signifikant.

Tabelle 7 Soziodemografische Kennzeichen der Auszubildenden

Items	Altenpflege (N=130) n (%)	GuK (N=142) n (%)	Erziehung & SPA (N=82) n (%)	χ^2 (df)	Cramérs V
Migrationshintergrund				4,1 (2) n. s.	0,11
Migrant/in	38 (29,2)	28 (19,7)	25 (30,5)		
Nicht-Migrant/in	90 (69,2)	110 (77,5)	57 (69,5)		
k. A.	*2 (1,5)*	*4 (2,8)*	*-*		
Höchster Schulabschluss				112,8 (6)***	0,40
Hauptschule	7 (5,4)	-	-		
Realschule (Mittlere Reife)	102 (78,4)	45 (31,7)	62 (75,6)		
Fachoberschule	11 (8,5)	12 (8,5)	8 (9,8)		
Abitur	10 (7,7)	84 (59,1)	11 (13,4)		
k. A.	*-*	*1 (0,7)*	*1 (1,2)*		
Sozioökonomischer Status[1]				51,2 (4)***	0,28
niedrig	64 (49,2)	25 (17,6)	37 (45,1)		
mittel	52 (40)	79 (55,6)	36 (43,9)		
hoch	4 (3,1)	30 (21,1)	3 (3,7)		
k. A.	*10 (7,7)*	*8 (5,6)*	*6 (7,3)*		

[1] Berechnet aus dem Schulabschluss der Auszubildenden sowie dem Beruf der Eltern.
Signifikanzniveau:***p0,001; n. s. = nicht signifikant

Beim höchsten Schulabschluss gab es einen statistisch signifikanten Unterschied zwischen den drei Ausbildungsbereichen von mittelstarkem Niveau (χ^2=112,8; df=6; p<0,001; Cramérs V=0,40). Durch Hinzunahme der Berufe der Eltern und damit der Bildung des SES ließ sich weiterhin ein signifikanter Unterschied von etwa mittelstarkem Niveau nachweisen (χ^2=51,2; df=4; p<0,001; Cramérs V=0,28). In der GuK hatten deutlich weniger Auszubildende einen niedrigen SES und deutlich mehr einen hohen als in den anderen beiden Ausbildungsberufen. In der Altenpflege wies mit knapp der Hälfte der Schüler/innen der größte Anteil einen niedrigen SES auf.

4.3 Gesundheitsverhalten

Die Ergebnisse zum Gesundheitsverhalten der Auszubildenden und den Unterschieden zwischen den drei Ausbildungsbereichen sind in der Tabelle 8 ersichtlich.

Tabelle 8 Gesundheitsverhalten der Auszubildenden nach Ausbildungsberufen

Items	Altenpflege (N=130) n (%)	GuK (N=142) n (%)	Erziehung & SPA (N=82) n (%)	χ^2 (df)	Cramérs V
Körperliche Aktivität				1,3 (2) n. s	0,06
weniger als 2,5 h/ Woche	72 (55,4)	90 (63,4)	54 (65,9)		
mind. 2,5 h/ Woche	48 (36,9)	47 (33,1)	27 (32,9)		
k. A.	10 (7,7)	5 (3,5)	1 (1,2)		
Sportliche Aktivität				6,5 (4) n. s	0,10
keine sportliche Betätigung	33 (25,4)	22 (15,5)	18 (22)		
bis zu 2 h/Woche	62 (47,7)	66 (46,5)	39 (47,6)		
regelmäßig mind. 2 h/Woche	32 (24,6)	52 (36,6)	25 (30,5)		
k. A.	3 (2,3)	2 (1,4)	-		
Ernährungsmuster				9,9 (4)* n. s	0,12
ungünstig	53 (40,8)	39 (27,5)	38 (46,3)		
normal	36 (27,7)	49 (34,5)	22 (26,8)		
günstig	26 (20)	42 (29,6)	18 (22)		
k. A.	15 (11,5)	12 (8,5)	4 (4,9)		
Verzehr von Fast Food				7,6 (4) n. s	0,10
häufig	59 (45,4)	48 (33,8)	32 (39)		
gelegentlich	66 (50,8)	88 (62)	50 (61)		
nie	5 (3,8)	6 (4,2)	-		
Rauchen				17,6 (6)** n. s	0,16
Raucher/in, täglich	58 (44,6)	43 (30,3)	29 (35,4)		
Raucher/in, gelegentlich	14 (10,8)	7 (4,9)	7 (8,5)		
gelegentlich	17 (13,1)	15 (10,6)	5 (6,1)		
Nichtraucher/in	41 (31,5)	77 (54,2)	41 (50)		
Riskanter Alkoholkonsum				0,7 (2) n. s	0,05
ja	53 (40,8)	60 (42,3)	38 (46,3)		
nein	72 (55,4)	80 (56,3)	41 (50)		
k. A.	5 (3,8)	2 (1,4)	3 (3,7)		

Signifikanzniveau: *p<0,05; **p<0,01; n. s. = nicht signifikant

In allen Ausbildungsgruppen war mehr als die Hälfte der Auszubildenden weniger als 2,5 Stunden/Woche körperlich aktiv. Bezogen auf eine geplante und strukturierte Bewegung zur Steigerung der Leistungsfähigkeit gab etwa ein Viertel der Befragten in der Altenpflege an, sich gar nicht sportlich zu betätigen. Signifikante Gruppenunterschiede wurden im Bereich der Bewegung nicht beobachtet.

Beim Ernährungsverhalten gab es einen statistisch signifikanten Unterschied von geringem Niveau zwischen den Ausbildungsgruppen (χ^2=9,9; df=4; p<0,05; Cramérs V=0,12). Ein tendenziell eher ungünstiges Ernährungsverhalten wiesen vor allem die Auszubildenden in der Altenpflege (41%) und in der Erziehung & SPA (46%) auf. Aufgrund fehlender Angaben im Fragebogen konnte in den einzelnen Gruppen für 5% bis 12% der Auszubildenden der Ernährungsmusterindex allerdings nicht berechnet werden. In der Altenpflege gaben 45% der Auszubildenden an, häufig, also mindestens einmal in der Woche, Fast Food-Produkte zu verzehren. Dieser Anteil war in der GuK mit knapp 34% deutlich geringer.

Ein erheblicher Teil der Auszubildenden konsumierte Tabakwaren. In allen drei Gruppen lag der Anteil der täglichen und gelegentlichen Raucher über 35%. In der Altenpflege war er mit etwa 55% am höchsten. Beim Rauchverhalten wurde ein signifikanter Unterschied zwischen den Ausbildungsgruppen beobachtet (χ^2=17,6; df=6; p<0,01). Es handelte sich um einen als gering einzuschätzenden Effekt (Cramérs V=0,16). Von den Auszubildenden, die täglich rauchten, war in der Altenpflege darüber hinaus ein höherer Anteil von starken Rauchern vertreten (21% konsumierten ≥20 Zigaretten/Tag). In der GuK und in der Erziehung & SPA traf dies nur auf 12% beziehungsweise 4% der Raucher zu.

Ein riskanter Alkoholkonsum war unter allen drei Gruppen von Auszubildenden mit über 40% gleichermaßen verbreitet und unterschied sich statistisch nicht signifikant zwischen den Ausbildungsberufen.

4.4 Gesundheitszustand

Im Folgenden werden die Ergebnisse zum Gesundheitszustand anhand des BMI, des subjektiven Gesundheitszustandes, häufiger Krankheiten und Beschwerden innerhalb der der Befragung vorangegangenen zwölf Monate sowie anhand der Skalen zur psychischen Gesundheit dargestellt.

Rund 33% der Auszubildenden in der Altenpflege galten anhand ihres BMI als übergewichtig oder adipös. Ähnlich hoch war der Anteil auch im Bereich der Erziehung & SPA (32%), wobei diese Gruppe gleichzeitig den höchsten Anteil an Untergewichtigen aufwies (9%). Von den Auszubildenden der GuK waren dagegen lediglich 23% übergewichtig oder adipös (Abbildung 2).

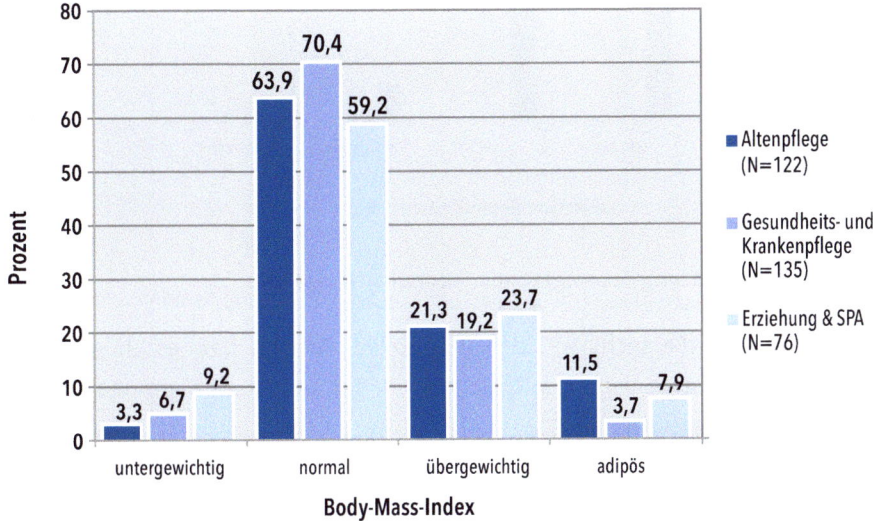

Abbildung 2 Gewichtseinteilung nach den Kategorien des Body-Mass-Index

Die Mittelwerte (±Standardabweichung) des BMI lagen in der Altenpflege, GuK und Erziehung & SPA jeweils bei 23,9 (±5), 22,9 (±3,4) und 23,8 (±5,2). Die Differenzen der Mittelwerte waren nach dem Kruskal-Wallis-Test statistisch nicht signifikant (H=1,3; df=2; p=0,52).

Bei der Einschätzung des subjektiven Gesundheitszustandes gab es keine signifikanten Unterschiede zwischen den Ausbildungsgruppen (χ^2=9,5; df=8; p=0,31). In allen drei Gruppen schätzte etwa die Hälfte der Auszubildenden ihren Gesundheitszustand als gut ein. Nur wenige bezeichneten ihn als weniger gut oder schlecht. Eine leichte Abweichung gab es bei den Auszubildenden der Erziehung & SPA, von denen 18% ihren Zustand als weniger gut einordneten, während dies in den anderen beiden Gruppen nur 7% beziehungsweise 8% taten (Abbildung 3).

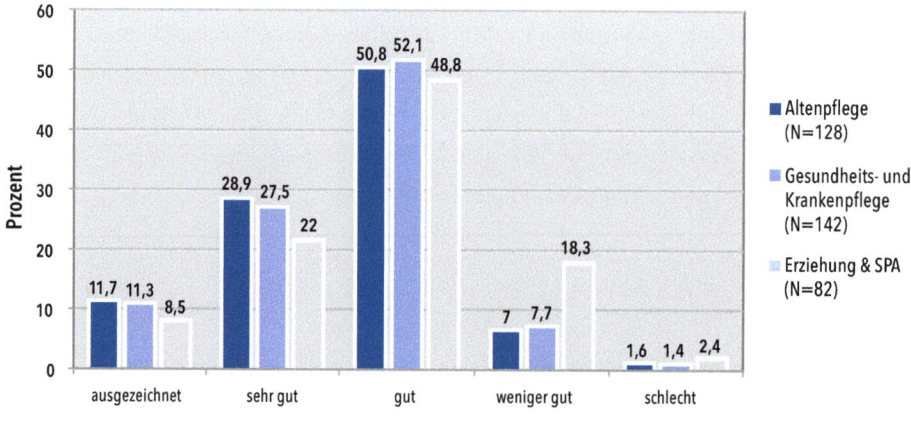

Subjektiver Gesundheitszustand

Abbildung 3 Einschätzung des subjektiven Gesundheitszustandes

Tabelle 9 listet die sechs von den Auszubildenden am häufigsten genannten Krankheiten und Beschwerden auf, die bei ihnen innerhalb der vorangegangenen zwölf Monate aufgetreten sind.

Psychische Beeinträchtigungen wurden insgesamt am häufigsten genannt. Bei dieser Erkrankung gab es zwischen den Gruppen einen statistisch signifikanten Unterschied mit niedriger Ausprägung (χ^2=7,9; df=2; p<0,05; Cramérs V=0,15). Von den Auszubildenden in der Altenpflege litten 39% innerhalb der vorangegangenen zwölf Monate an psychischen Beeinträchtigungen, in der Erziehung & SPA sogar 49%. In den beiden Gruppen gaben davon jeweils 46% und 35% an, dass eine entsprechende ärztliche Diagnose vorliege. In diesen Ausbildungsgruppen war dies die häufigste Erkrankung. Bei den Auszubildenden der GuK wurden die Muskel-Skelett-Erkrankungen, Hauterkrankungen sowie Atemwegskrankheiten anteilig noch häufiger genannt. Muskel-Skelett-Erkrankungen waren insgesamt die zweithäufigste Krankheit. In allen drei Gruppen lag der Anteil der Betroffenen über 30%. Jeweils etwa die Hälfte der Auszubildenden bestätigte das Vorliegen einer ärztlichen Diagnose. Als betroffene Körperregionen wurden in allen drei Gruppen am häufigsten der Rücken sowie die Knie beziehungsweise Kniegelenke genannt.

Tabelle 9 Häufige Krankheiten und Beschwerden

Krankheiten u. Beschwerden in den vorangegangenen zwölf Monaten	Altenpflege (N=130) n (%)	GuK (N=142) n (%)	Erziehung & SPA (N=82) n (%)	χ^2 (df)	Cramérs V
Psychische Beeinträchtigungen	50 (38,5)	44 (31)	40 (48,8)	7,9 (2)*	0,15
ärztliche Diagnose	23 (46)	11 (25)	14 (35)		
eigene Einschätzung	27 (54)	33 (75)	26 (65)		
Muskel-Skelett-Erkrankungen	45 (34,6)	52 (36,6)	26 (31,7)	0,5 (2) n. s.	0,04
ärztliche Diagnose	23 (51,1)	25 (48,1)	14 (53,8)		
eigene Einschätzung	22 (48,9)	27 (51,9)	12 (46,2)		
Neurologische und sensorische Erkrankungen (z. B. Migräne)	47 (36,2)	39 (27,5)	25 (30,5)	2,3 (2) n. s.	0,08
ärztliche Diagnose	25 (53,2)	17 (43,6)	13 (52)		
eigene Einschätzung	22 (46,8)	22 (56,4)	12 (48)		
Atemwegserkrankungen	34 (26,2)	48 (33,8)	23 (28)	1,9 (2) n. s.	0,07
ärztliche Diagnose	19 (55,9)	30 (62,5)	17 (73,9)		
eigene Einschätzung	15 (44,1)	18 (37,5)	6 (26,1)		
Hauterkrankungen	33 (25,4)	47 (33,1)	23 (28)	2 (2) n. s.	0,08
ärztliche Diagnose	17 (51,5)	23 (48,9)	9 (39,1)		
eigene Einschätzung	16 (48,5)	22 (51,1)	14 (60,9)		
Unfallverletzungen	37 (28,5)	28 (19,7)	25 (30,5)	4 (2) n. s.	0,11
ärztliche Diagnose	24 (64,9)	12 (42,9)	11 (44)		
eigene Einschätzung	13 (35,1)	16 (57,1)	14 (56)		

Signifikanzniveau: *p<0,05; n. s. = nicht signifikant

Die Ergebnisse zum Vorliegen von psychischen Beeinträchtigungen spiegeln sich in den Skalen der Selbstwirksamkeit und der Irritation wieder. Auf der Skala zur „Allgemeinen Selbstwirksamkeitserwartung" (0 bis 40 Punkte) wiesen die Auszubildenden aus dem Bereich Erziehung & SPA mit 28,1 (±4,9) den niedrigsten Mittelwert auf im Vergleich zu den Schülern/innen in der Altenpflege mit 29,3 (±4,5) und in der GuK mit 29,2 (±4,2). Insgesamt unterschieden sich die Differenzen der

Mittelwerte aller Gruppen jedoch nicht signifikant voneinander (F=1,9; df=2/338; p=0,15). Bei den Auszubildenden in der Erziehung & SPA wurde auf der Irritations-skala die höchste psychische Beanspruchung mit einem Mittelwert von 24,7 (±10,2) beobachtet bei möglichen Skalenwerten von 8 bis 56 Punkten. Die Mittelwerte in der Altenpflege und in der GuK lagen bei 23,4 (±11,1) und 21,9 (±9,9). Die Differenz der Mittelwerte war allerdings ebenfalls statistisch nicht signifikant (F=1,8; df=2/343; p=0,17).

Die Skalen zur psychischen Gesundheit wurden zusätzlich stratifiziert nach dem Ausbildungsjahr ausgewertet (Tabelle 10). Das Ergebnis war eine signifikante Mittelwertdifferenz bei der Irritationsskala (F=3,3; df=2/343; p<0,05). Die Irrita-tion war bei den Auszubildenden im zweiten Lehrjahr höher (24,2 (±10,5)) als bei den Auszubildenden im ersten Jahr (21,1 (±9,4)). Für diese Differenz zeigte sich im Post-hoc-Test eine Borderline-Signifikanz von p=0,054. Bei den Schülern/-innen im dritten Lehrjahr lag die Irritation mit einem Wert von 24 (±11,6) auf ähnlichem Niveau wie im zweiten Jahrgang.

Tabelle 10 Psychische Gesundheit stratifiziert nach Ausbildungsjahr

Skalen	1. Lehrjahr MW (SD)	2. Lehrjahr MW (SD)	3. Lehrjahr MW (SD)	F (df1/ df2)	Signifikante MW-Differenzen (Scheffé)	part. η^2
Selbstwirk-samkeit	29,1 (4,4)	29,0 (4,2)	29,0 (5,1)	0,0 (2/338) n. s.	n. s.	0,00
Irritation	21,1 (9,4)	24,2 (10,5)	24,0 (11,6)	3,3 (2/343)*	1≠2[1]	0,02

Skalenwerte und vorhandene Daten: Selbstwirksamkeit 10-40 (N=341); Irritation 8-56 (N=346)
≠ MW-Differenzen der Gruppen weisen statistisch signifikante Werte nach dem Post-hoc-Test Scheffé auf.
Signifikanzniveau: *p<0,05; n. s. = nicht signifikant; [1]Borderline-Signifikanz von 0,05<p <0,06

4.5 Arbeitssituation und Zukunftsperspektiven

Die drei Ausbildungsbereiche unterschieden sich hochsignifikant bezüglich der Ar-beitszufriedenheit (F=12,3; df=2/350; p<0,001) (Tabelle 11). Die Auszubildenden in der Erziehung & SPA wiesen eine statistisch signifikant höhere Arbeitszufrieden-heit auf als diejenigen in der Altenpflege und in der GuK. Des Weiteren wurde im Bereich der Altenpflege eine höhere Zufriedenheit mit der Arbeit beobachtet als im Bereich der GuK. Die Differenz dieser Skalenwerte wies eine Borderline-Signifikanz auf.

Tabelle 11 Arbeitszufriedenheit in den Ausbildungsberufen

Skala	Alten-pflege [A] MW (SD)	Gesundheits- und Kranken-pfl. [GuK] MW (SD)	Erziehung & SPA [SP] MW (SD)	F (df1/ df2)	Signifikante MW-Diffe-renzen (Scheffé)	part. η^2
Arbeits-zufrieden-heit	62,1 (15,9)	57,4 (15,2)	68,2 (16,7)	12,3 (2/350)***	A≠GuK[1]; A≠SP*; GuK≠SP***	0,07

Skalenwerte und vorhandene Daten: Arbeitszufriedenheit 0-100 (N=353)
≠ MW-Differenzen der Gruppen weisen statistisch signifikante Werte nach dem Post-hoc-Test Scheffé auf.
Signifikanzniveau: *p<0,05; ***p<0,001; [1]Borderline-Signifikanz von 0,05< p <0,06

In den verschiedenen Ausbildungsjahren wurden ebenfalls hochsignifikante Differenzen in der Arbeitszufriedenheit festgestellt (Tabelle 12). 13% der Variation in der Variable Arbeitszufriedenheit konnten allein durch die Unterschiede zwischen den Jahrgängen erklärt werden. Die Zufriedenheit war unter den Auszubildenden im ersten Lehrjahr am höchsten (68,6 (±13,8)). Auszubildende aus dem zweiten Jahrgang wiesen einen Skalenmittelwert von 60,6 (±15,6) auf, während im dritten Lehrjahr ein signifikant niedrigerer Wert von 53,1 (16,9) gemessen wurde.

Tabelle 12 Arbeitszufriedenheit stratifiziert nach Ausbildungsjahr

Skala	1. Lehrjahr MW (SD)	2. Lehrjahr MW (SD)	3. Lehrjahr MW (SD)	F (df1/ df2)	Signifikante MW-Differenzen (Scheffé)	part. η^2
Arbeits-zufriedenheit	68,6 (13,8)	60,6 (15,6)	53,1 (16,9)	25,4 (2/350)***	1≠2***; 1≠3***; 2≠3**	0,13

Skalenwerte und vorhandene Daten: Arbeitszufriedenheit 0-100 (N=353)
≠ MW-Differenzen der Gruppen weisen statistisch signifikante Werte nach dem Post-hoc-Test Scheffé auf.
Signifikanzniveau: **p<0,01; ***p<0,001

Nur wenige Auszubildende hatten in den vorangegangenen zwölf Monaten häufig daran gedacht, die Berufsausbildung aufzugeben. In den einzelnen Gruppen betraf dies jeweils etwa 19% in der Altenpflege und in der Erziehung & SPA sowie 15% in der GuK. Als sehr starke Belastungen in ihrem Praxisalltag nannten die Auszubildenden in der Altenpflege im Freitext am häufigsten die Arbeit unter Zeitdruck und Stress (38%), die körperliche und psychische Anstrengung (30%) sowie den Personalmangel in den Einrichtungen (26%). Auszubildende in der GuK empfanden neben dem Zeitdruck und Stress (38%) und dem Personalmangel (27%) die Situation im Team beziehungsweise den Umgang mit Kollegen (26%) als belastend. Die Auszubildenden in der Erziehung & SPA nannten am häufigsten die körperliche und psychische Anstrengung (35%), die Arbeitszeiten (26%), die Situation im Team und die Überforderung durch mangelnde Anleitung (jeweils 20%).

Zwischen den Ausbildungsberufen bestand ein Unterschied was den Wunsch angeht, länger in dem jeweiligen Beruf beschäftigt zu sein. Die Mehrheit der Auszubildenden in der Erziehung & SPA (62%) konnte sich vorstellen, diesen Beruf auch in den nächsten fünf Jahren auszuüben; lediglich 11% möchten der Arbeit nicht weiter nachgehen. In der Altenpflege bejahte etwa die Hälfte der Auszubildenden, dass sie den Beruf auch in Zukunft ausüben wollen, allerdings schlossen dies knapp 22% bereits aus. Im Bereich der GuK möchten lediglich 36% den gelernten Beruf auch in den kommenden fünf Jahren ausüben; 39% lehnen eine Weiterbeschäftigung aus heutiger Sicht ab.

Abbildung 4 stellt die Bereitschaft in den einzelnen Ausbildungsjahren dar, den Beruf in den nächsten fünf Jahren weiter auszuüben. Gerade bei den Auszubildenden im dritten Lehrjahr, die kurz vor ihrem Abschluss standen, war die Bereitschaft deutlich geringer als in den anderen beiden Lehrjahren. Insgesamt war das Ergebnis statistisch signifikant (χ^2=26,1; df=4; p<0,001; Cramérs V=0,19). Die Tendenz, dass der Wunsch im Beruf zu verbleiben im Laufe der Ausbildung abnimmt, war in allen Ausbildungsberufen erkennbar.

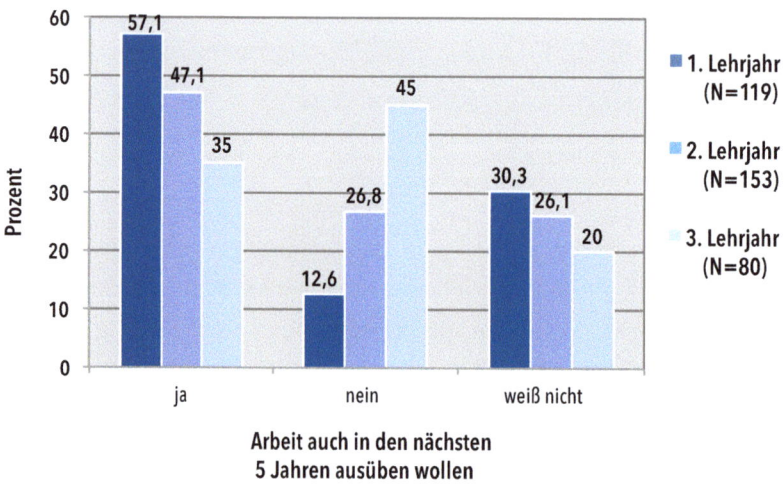

Abbildung 4 Wunsch zum Verbleib im Beruf stratifiziert nach Ausbildungsjahr

Nach dem Ende ihrer Ausbildungszeit plant die Mehrheit der Befragten (64%), sich beispielsweise durch Fachweiterbildungen oder ein Studium weiterzuqualifizieren. In der GuK ist dieser Anteil besonders hoch; etwa 71% beabsichtigen eine solche Weiterqualifizierung.

Auf die Frage nach den Wünschen für ihre Arbeitssituation, um in dem gelernten Beruf motiviert zu bleiben und ihn dauerhaft auszuüben, antworteten die Auszubildenden in allen drei Bereichen am häufigsten, dass sie sich eine bessere Bezahlung und beziehungsweise oder ein besseres Ansehen in der Bevölkerung wünschten. Jeweils mehr als die Hälfte der Befragten, die zu dieser offenen Frage eine Angabe machten, nannten diesen Aspekt. Bei den Auszubildenden der Altenpflege und GuK wurde am zweithäufigsten der Wunsch nach mehr Personal geäußert (44% und 53%). Die Auszubildenden in der Altenpflege forderten außerdem ein besseres Arbeitsklima beziehungsweise bessere Teamarbeit sowie mehr Zeit für einzelne Tätigkeiten und die Klienten (jeweils 18%). In der GuK wurde der Wunsch nach Maßnahmen zur Gesundheitsförderung im Rahmen von zur Verfügung gestellten Hilfsmitteln und Kursen geäußert (18%). In der Erziehung & SPA kam ebenfalls das Arbeitsklima (25%) und darüber hinaus der Wunsch nach besseren Berufsperspektiven und Weiterbildungsmöglichkeiten (18%) zur Sprache.

4.6 Faktoren im Zusammenhang mit Krankheiten und Beschwerden

Muskel-Skelett-Erkrankungen

In das Modell der Regressionsanalyse mit Muskel-Skelett-Erkrankungen als Zielkriterium wurden die Variablen Alter, SES, subjektiver Gesundheitszustand, psychische Beeinträchtigungen, Irritation und Arbeitszufriedenheit als unabhängige Variablen eingeschlossen, da diese signifikante Zusammenhänge in den univariaten Analysen aufwiesen. Durch das probeweise Hinzufügen der Variablen Ausbildungsjahr, Geschlecht und sportliche Aktivität, die im ersten Schritt eine Signifikanz von $p<0,25$ aufwiesen, konnte keine weitere signifikante Verbesserung gegenüber dem ersten Modell erzielt werden (χ^2=6,28; df=5; p=0,28). Die Variablen und ihre Kodierung im finalen Modell können dem Anhang 4 entnommen werden.

Alle sechs unabhängigen Variablen korrelierten signifikant mit dem Zielkriterium Muskel-Skelett-Erkrankungen. Alter (rho=0,117) und subjektiver Gesundheitszustand (rho=0,247) wiesen dabei niedrige Korrelationen mit dem Zielkriterium auf (Anhang 5). Einige unabhängige Variablen korrelierten signifikant untereinander, jedoch handelte es sich nicht um starke Korrelationen mit einem Korrelationskoeffizienten über 0,5. Es wurde außerdem keine Multikollinearität anhand der Daten festgestellt. Bezüglich des linearen Zusammenhangs zwischen den metrisch skalierten Variablen Irritation und Arbeitszufriedenheit mit dem Logit der abhängigen Variable wies der Interaktionsterm von Irritation mit seinem natürlichen Logarithmus ein signifikantes Ergebnis auf. Die Variable Irritation verstößt somit gegen die Annahme des linearen Zusammenhangs. Des Weiteren wurde anhand der gespeicherten Daten in der Regressionsanalyse ein Ausreißer identifiziert[11].

Insgesamt konnten 317 Fälle in die Analysen einbezogen werden, was zu einer Anzahl von 37 (10,5%) fehlenden Werten führte. 111 von diesen 317 Auszubildenden hatten innerhalb der vorangegangenen zwölf Monate an Muskel-Skelett-Erkrankungen gelitten. Zu Beginn der Analysen wurden 65% der Fälle korrekt klassifiziert, wobei 100% auf die Nichterkrankten und 0% auf die Erkrankten entfielen. Der anfängliche -2 Log-Likelihood[12] lag bei 410,54. Durch die Aufnahme der unabhängigen Variablen in das Modell konnte dieser Wert auf 354,82 reduziert werden. Es trat damit eine signifikante Modellverbesserung auf (Omnibus-Test: χ^2=55,72; df=10; p<0,001). Die im Modell aufgenommenen Variablen waren in der Lage, 22,2% der Varianz in der Konstante Muskel-Skelett-Erkrankungen zu erklären (Nagelkerkes R^2=0,222). Der Hosmer-Lemeshow-Test zeigte kein signifikantes Ergebnis, was für eine gute Anpassung des Modells an die Daten sprach. Der Anteil der richtig klassifizierten Fälle konnte auf insgesamt 71,3% verbessert werden (85,9% der Nichterkrankten und 44,1% der Erkrankten). Tabelle 13 zeigt die Effektmaße der einzelnen unabhängigen Variablen aus den univariaten Analysen sowie adjustiert aus der multivariaten Analyse.

Im Gesamtmodell zeigten die Variablen Alter und subjektiver Gesundheitszustand einen signifikanten Zusammenhang mit Muskel-Skelett-Erkrankungen. Aus-

---

[11] Bei Überprüfung des entsprechenden Fragebogens konnten keine Eingabefehler identifiziert werden. Aufgrund der relativ kleinen Fallzahlen wurde der Ausreißer nicht von der Analyse ausgeschlossen.

[12] Das Log-Likelihood multipliziert mit -2 für die logistische Regression. Die Log-Likelihood Statistik ist ein Maß des Fehlers in Modellen mit kategorialen Daten. Es gibt an, wie viele unerklärte Informationen im Modell enthalten sind. Große Werte sprechen für eine schlechte Anpassung des statistischen Modells, aufgrund einer hohen Anzahl unerklärter Beobachtungen (Field, 2013).

zubildende zwischen 23 bis 26 Jahren hatten eine etwa dreimal so hohe Chance, an Erkrankungen des Muskel-Skelett-Systems zu leiden als Auszubildende in der jüngsten Altersgruppe. Auszubildende, die ihren Gesundheitszustand als gut oder weniger gut beziehungsweise schlecht beschrieben, hatten eine signifikant erhöhte Chance, Muskel-Skelett-Erkrankungen zu erleiden als diejenigen, die einen ausgezeichneten oder sehr guten Gesundheitszustand angaben. Eine Borderline-Signifikanz von $p=0{,}056$ wurde bei einem niedrigen SES als Schutzfaktor für Erkrankungen des Muskel-Skelett-Systems beobachtet. Die Variablen zur psychischen Gesundheit sowie die Arbeitszufriedenheit wiesen in der multivariaten Analyse keinen statistisch signifikanten Zusammenhang mehr mit dem Zielkriterium auf.

Tabelle 13 Binär-logistische Regression zu Muskel-Skelett-Erkrankungen

Unabhängige Variablen	Ergebnisse einzelner Analysen			Ergebnisse im Gesamtmodell		
	B (S.E.)	Rohe Odds Ratios	95% CI	B (S.E.)	Adjustierte Odds Ratios	95% CI
Alter						
16–19 Jahre (Ref.)		1			1	
20–22 Jahre	0,24 (0,34)	1,27	0,65–2,47	0,24 (0,40)	1,27	0,58–2,78
23–26 Jahre	1,12 (0,34)	3,05**	1,58–5,90	1,13 (0,41)	3,10**	1,40–6,88
27–30 Jahre	-0,07 (0,46)	0,94	0,38–2,30	-0,16 (0,53)	0,85	0,30–2,41
Sozioökonomischer Status						
hoch (Ref.)		1			1	
mittel	-0,13 (0,37)	0,88	0,43–1,81	-0,15 (0,40)	0,86	0,39–1,90
niedrig	-0,84 (0,39)	0,43*	0,20–0,93	-0,83 (0,44)	0,43¹	0,18–1,02
Subjektiver Gesundheitszustand						
ausgezeichnet/sehr gut (Ref.)		1			1	
gut	0,83 (0,26)	2,28**	1,37–3,80	0,76 (0,30)	2,14*	1,19–3,84
weniger gut/schlecht	1,67(0,39)	5,33***	2,50–11,33	1,47 (0,46)	4,34**	1,78–10,59
Psych. Beeinträchtigungen						
nein (Ref.) vs. ja	0,81 (0,23)	2,25***	1,44–3,54	0,46(0,28)	1,58	0,91–2,75
Irritation	0,04 (0,01)	1,04**	1,02–1,06	0,02 (0,01)	1,02	0,99–1,04
Arbeitszufriedenheit	-0,02 (0,01)	0,98**	0,97–0,99	-0,01 (0,01)	0,99	0,98–1,01

Signifikanzniveau: *p<0,05, **p<0,01, ***p<0,001, ¹Borderline-Signifikanz von 0,05<p<0,06
Nagelkerkes R²=0,222

Psychische Beeinträchtigungen

Das Regressionsmodell für die Konstante psychische Beeinträchtigungen enthielt die unabhängigen kategorialen Variablen Ausbildungsberuf, SES, subjektiver Gesundheitszustand und Muskel-Skelett-Erkrankungen sowie die auf metrischem Skalenniveau gemessenen Variablen Selbstwirksamkeit, Irritation und Arbeitszufriedenheit (Anhang 6). In einem hierarchischen Modell konnte keine signifikante Verbesserung des Modells durch Hinzunahme der in den univariaten Analysen auf einem Signifikanzlevel von p<0,25 liegenden Variablen Alter, Geschlecht und Ernährung erzielt werden (χ^2=1,88; df=3; p=0,60).

Der SES zeigte in der Korrelationsmatrix (Anhang 7) keine signifikante Korrelation mit der abhängigen Variable psychische Beeinträchtigungen, wurde aufgrund eines signifikanten Ergebnisses in der univariaten Analyse jedoch im Modell behalten. Alle anderen Variablen korrelierten signifikant auf niedrigem Niveau mit dem Zielkriterium. Irritation wies eine mittelstarke Korrelation (rho=0,34) mit psychischen Beeinträchtigungen auf. Die unabhängigen Variablen korrelierten maximal auf mittelstarkem Niveau untereinander. Dies betraf den Ausbildungsberuf mit dem SES (rho=0,337) und Irritation mit dem subjektiven Gesundheitszustand (rho=0,303). Eine Multikollinearität lag nicht vor. Alle metrisch skalierten Variablen erfüllten die Annahme des linearen Zusammenhangs mit dem Logit der Konstanten. Anhand der standardisierten Residuen in den gespeicherten Daten wurden zwei mögliche Ausreißer identifiziert[13]. Insgesamt wurde die Regressionsanalyse mit 310 Fällen durchgeführt. 44 (12,4%) Auszubildende wurden aufgrund fehlender Daten ausgeschlossen. Für 116 der 310 einbezogenen Fälle lagen diagnostizierte oder selbst angegebene psychische Beeinträchtigungen in den vorangegangenen zwölf Monaten vor. In dem Ausgangsmodell, das nur die Konstante enthielt, konnten 62,6% der Fälle korrekt klassifiziert werden. Das -2 Log-Likelihood lag bei 409,91. Durch die Aufnahme der unabhängigen Variablen wurde dieser Wert signifikant auf 340,84 verbessert (χ^2=69,07; df=10; p<0,001). Zudem wurde eine korrekte Klassifizierung von 72,6% der Fälle erreicht (87,6% der Nichterkrankten und 47,4% der Erkrankten). Der Anteil der erklärten Varianz in der Konstante betrug 27,2% (Nagelkerkes R^2=0,272). Anhand des Hosmer-Lemeshow-Tests wurde außerdem

---

13 Bei Überprüfung der entsprechenden Fragebögen konnten keine Eingabefehler identifiziert werden. Aufgrund der relativ kleinen Fallzahlen wurden die betroffenen Auszubildenden nicht von der Analyse ausgeschlossen.

eine gute Anpassung des Modells an die Daten festgestellt (χ^2=4,03; df=8; p=0,854). Tabelle 14 zeigt die Ergebnisse der Effektmaße aus der Regressionsanalyse.

Adjustiert für die weiteren Einflussvariablen hatten Auszubildende aus dem Bereich Erziehung & SPA eine 2,6-fach höhere Chance, an psychischen Beeinträchtigungen zu leiden als diejenigen aus der GuK. Auch die Auszubildenden aus der Altenpflege hatten ein erhöhtes Risiko, dieses erwies sich jedoch als statistisch nicht signifikant. Darüber hinaus standen der subjektive Gesundheitszustand sowie Muskel-Skelett-Erkrankungen in einem statistisch signifikanten Zusammenhang mit psychischen Beeinträchtigungen. Eine höhere Selbstwirksamkeit erwies sich als Schutzfaktor mit einer Borderline-Signifikanz von p=0,054. Des Weiteren, erhöhte sich die Chance psychische Beeinträchtigungen zu erleiden pro einer Einheit Anstieg in der Irritationsskala um 4% (OR=1,04; 95%CI 1,02–1,07).

Tabelle 14 Binär-logistische Regression zu psychischen Beeinträchtigungen

Unabhängige Variablen	Ergebnisse einzelner Analysen			Ergebnisse im Gesamtmodell		
	B (S.E.)	Rohe Odds Ratios	95% CI	B (S.E.)	Adjustierte Odds Ratios	95% CI
Ausbildungsberuf						
GuK (Ref.)		1			1	
Altenpflege	0,33 (0,26)	1,39	0,84–2,30	0,38 (0,33)	1,46	0,76–2,79
Erziehung/SPA	0,80 (0,29)	2,23**	1,27–3,92	0,96 (0,38)	2,62*	1,25–5,52
Sozioökonomischer Status						
hoch (Ref.)		1			1	
mittel	0,88 (0,41)	2,42*	1,07–5,44	0,62 (0,46)	1,86	0,75–4,60
niedrig	0,50 (0,43)	1,65	0,72–3,82	0,25 (0,51)	1,29	0,48–3,48
Subjektiver Gesundheitszustand						
ausgezeichnet/sehr gut (Ref.)		1			1	
gut	0,67 (0,25)	1,94**	1,19–3,19	0,19 (0,30)	1,21	0,67–2,17
weniger gut/schlecht	2,07 (0,41)	7,91***	3,56–17,57	1,13 (0,48)	3,08*	1,21–7,83
Muskel-Skelett-Erkrankungen						
nein (Ref.) vs. ja	0,81 (0,23)	2,25***	1,44–3,54	0,63 (0,29)	1,88*	1,07–3,29
Selbstwirksamkeit	-0,12 (0,03)	0,89***	0,85–0,94	-0,07 (0,03)	0,94[1]	0,87–1,00
Irritation	0,07 (0,01)	1,07***	1,05–1,10	0,04 (0,01)	1,04**	1,02–1,07
Arbeitszufriedenheit	-0,02 (0,01)	0,98**	0,97–0,99	-0,01 (0,01)	0,99	0,97–1,00

Signifikanzniveau: *p<0,05, **p<0,01, ***p<0,001, [1]Borderline-Signifikanz von 0,05< p<0,06
Nagelkerkes R²=0,272

5 Diskussion

In der vorliegenden Arbeit wurde das Gesundheitsverhalten, der Gesundheits-zustand und die Zukunftsperspektiven von Auszubildenden in der Altenpflege, GuK und Erziehung & SPA untersucht und vergleichend dargestellt. Nach Kenntnis durch eingehende Literaturrecherche ist es die erste Arbeit, die diesen Ansatz verfolgt hat. Die Ergebnisse werden in diesem Abschnitt näher erörtert. Zunächst werden sie in Relation zu vorherigen Forschungsarbeiten diskutiert und interpretiert. Des Weiteren werden die methodischen Limitationen und Stärken der Studie und ihre Bedeutung für die Ergebnisse dargestellt.

5.1 Diskussion der Ergebnisse

Bei der Gegenüberstellung der Ergebnisse dieser Arbeit zu dem aktuellen Forschungsstand muss beachtet werden, dass diese nur eingeschränkt mit den Daten zur Gesundheit von jungen Erwachsenen in Deutschland sowie mit den bisherigen Forschungsarbeiten zu Auszubildenden und Beschäftigten in pfle-gerischen und sozialen Berufen vergleichbar sind. Der direkte Vergleich ist vor allem durch die Verwendung unterschiedlicher Items und Skalen zur Erfassung der einzelnen Parameter nur begrenzt möglich. Im Gegensatz zu Befragungen in der Allgemeinbevölkerung bestand das Studienkollektiv in dieser Untersuchung hauptsächlich aus weiblichen Teilnehmerinnen, was bei einem Vergleich berück-sichtigt werden muss. Ferner sind die Ergebnisse dieser Arbeit und weiterer Stu-dien aus Deutschland aufgrund des speziellen Berufsausbildungssystems nur ein-geschränkt mit den Ergebnissen von Forschungsprojekten aus anderen Ländern vergleichbar, in denen die Ausbildungsberufe vollständig akademisiert sind (vgl. Kapitel 2.6). Der Bildungsstand wirkt sich nachweislich auf den Gesundheitszustand und das Verhalten aus (Kuntz, 2011). Generelle kulturelle Unterschiede in den Studienländern, insbesondere bezüglich des Gesundheitsverhaltens, müssen bei einem Vergleich ebenfalls beachtet werden.

5.1.1 Charakteristika der Studienpopulation

Alter

Trotz Begrenzung der Studienpopulation auf die 16- bis 30-Jährigen Auszubildenden unterschieden sich die drei untersuchten Gruppen signifikant bezüglich der Altersverteilung. In der Altenpflege waren die Auszubildenden durchschnittlich am ältesten. 20% fielen in die höchste Alterskategorie der 27- bis 30-Jährigen. In der GuK und der Erziehung & SPA gehörten jeweils 5% und 11% dieser Altersgruppe an. Ein möglicher Grund hierfür kann sein, dass aus der Historie heraus der Altenpflegeberuf als ein sogenannter Wiedereinstiegsberuf für Frauen gilt. Viele Umschüler/innen treten den Beruf an, nachdem sie bereits in anderen Arbeitsbereichen tätig waren (Joost, 2007).

Geschlecht

Alle hier untersuchten Ausbildungsberufe gelten als typische Frauenberufe mit einem Anteil von weiblichen Beschäftigten über 80%. Als diese werden Beschäftigungen mit einem Tätigkeitsprofil bezeichnet, das in hohem Maße Fähigkeiten erfordert, die grundsätzlich mit stereotypisierten Kompetenzen von Frauen in Verbindung gebracht werden. Dazu gehören vor allem die traditionellen haushaltsnahen Berufe, denen sowohl pflegerische als auch erzieherische Tätigkeiten zugeordnet werden können (Buchmann & Kriesi, 2012). Mit einem Anteil von 86% weiblichen Auszubildenden zeigte sich das Bild des Frauenberufes in der GuK sehr deutlich. Der Anteil von Frauen in der Altenpflege und Erziehung & SPA lag jeweils etwa bei 75%. Vor dem Hintergrund des befürchteten Personalmangels wird seit Längerem angestrebt, mehr Männer für diese Berufe zu gewinnen. Aufgrund der nicht repräsentativen Stichprobe in dieser Studie können Erfolge beziehungsweise Misserfolge dahingehend jedoch nicht beurteilt werden.

Schulbildung

In der Altenpflege und in der Erziehung & SPA dominierte der Anteil der Auszubildenden mit einem Realschulabschluss, während über die Hälfte der Schüler/ innen der GuK Abitur hatte. Laut Goesmann und Nölle (2009) lassen Informationen über die Schulabschlüsse von Auszubildenden Rückschlüsse auf die Attraktivität von Ausbildungsberufen zu. Die Ergebnisse würden somit für eine höhere Attraktivität der GuK bei Schulabgängern/innen sprechen. Dieser Umstand könnte möglicherweise dadurch erklärt werden, dass dem Bereich der GuK aufgrund der Nähe zum medizinischen Bereich und der besseren Verdienstmöglichkeiten ein höherer Status im Vergleich zur Altenpflege zugeschrieben wird und daher bei der Berufswahl von Schülern/innen vorgezogen wird (Joost, 2007). Der geringere Anteil von Auszubildenden mit einem Abitur in der Erziehung & SPA lässt sich wohl vor allem dadurch erklären, dass sich darunter ein Großteil in der SPA-Ausbildung befand. Diese stellt mit niedrigschwelligen Zugangsvoraussetzungen eine Vorstufe zur Berufsausbildung der Erzieher/in dar (vgl. Kapitel 2.1.3).

5.1.2 Gesundheitsverhalten

Bewegung

Bei der Erfassung des Bewegungsverhaltens wurde zwischen der körperlichen und der sportlichen Aktivität unterschieden. Die Ergebnisse haben gezeigt, dass in allen drei Ausbildungsgruppen mehr als die Hälfte der Auszubildenden den Empfehlungen der WHO, mindestens 2,5 h/Woche körperlich aktiv zu sein, nicht nachkam. Bezüglich der sportlichen Aktivität wurde festgestellt, dass in der Altenpflege nur knapp 25% der Schüler/innen regelmäßig mindestens 2 h/Woche Sport betrieben. In der GuK und der Erziehung & SPA taten dies immerhin 37% beziehungsweise 31%. Die Auszubildenden in der Altenpflege lagen somit auch deutlich unter den Ergebnissen der DEGS1 des RKI. Hier gaben 37% der jungen Erwachsenen aus der Allgemeinbevölkerung, an mindestens 2 h/Woche sportlich aktiv zu sein (Krug et al., 2013). In der vorliegenden Arbeit wurden dieselben Fragen zum Bewegungsverhalten verwendet wie in der DEGS1. Jedoch entstand während der Datenerhebung der Eindruck, dass einige Auszubildende nicht eindeutig zwischen den Begriffen der körperlichen und sportlichen Aktivität differenzieren konnten. Insbesondere bei der Frage zur körperlichen Aktivität hatten sie Schwierigkeiten zuzuordnen, welche Aktivitäten unter den Begriff fallen und ab welcher Intensität man von Aktivität sprechen kann. Dies könnte die Unterschiede bei den Ergebnissen zwischen den hier untersuchten Gruppen und zu der DEGS1 verursacht haben.

Ernährung

Zur Erhebung des Ernährungsverhaltens wurde in der vorliegenden Arbeit ein Ernährungsmusterindex eingesetzt. Dieser bietet eine schnelle Erhebungsmethode für eine einfache und übersichtliche Auswertung des Ernährungsmusters und geht über die bloße Aufzählung von Verzehrhäufigkeiten hinaus. Es muss jedoch beachtet werden, dass dieser auf Verzehrempfehlungen der DGE basiert und im Jahr 1995 validiert wurde[14] (Winkler & Döring, 1995). Nach diesem Index ernährte sich ein hoher Anteil der Auszubildenden in der Erziehung & SPA ungünstig (46%). In der GuK wiesen dagegen nur 28% ein ungünstiges Ernährungsmuster auf. Zur Erhebung des Ernährungsverhaltens wurden bisher zahlreiche unterschiedliche Methoden angewandt. Der Index kam in der für diese Arbeit gesichteten Literatur jedoch nicht zum Einsatz (vgl. Kapitel 2.6). Ein Vergleich der Ergebnisse kann aus diesem Grund nicht vorgenommen werden. Der häufige Verzehr von Fast Food-Produkten (etwa einmal in der Woche, mehrmals in der Woche oder täglich) lag in allen Ausbildungsgruppen (45% in der Altenpflege, 34% in der GuK und 39% in der Erziehung & SPA) unter dem Durchschnitt eines bundesweiten Surveys (Schwanke et al., 2011). Der Survey kam zu dem Ergebnis, dass 58% der Auszubildenden verschiedener Pflegeberufe mindestens einmal pro Woche Fast Food konsumierten. Diese Unterschiede können möglicherweise auf die Verwendung verschiedener Fragen zur Erhebung des Verzehrs zurückzuführen sein.

Rauchverhalten

Bei dem Rauchverhalten wurden große Unterschiede zwischen den Ausbildungsgruppen beobachtet. Die Anteile der täglichen und gelegentlichen Raucher/innen betrugen unter den Auszubildenden der Altenpflege 55%, der GuK 35% und der Erziehung & SPA 44%. Die Anteile der Raucher/innen in der Altenpflege und in der Erziehung & SPA liegen über dem Durchschnitt junger Erwachsener in Deutschland von 17,5%–38% im Mikrozensus und 40% in der DEGS1 (Lampert, von der Lippe, et al., 2013; Statistisches Bundesamt, 2011b). Die ermittelten Raucherquoten in dieser Arbeit sind zudem höher als die Quoten in internationalen Studien (8–37%), aber vergleichbar mit den Ergebnissen deutscher Erhebungen (43%–55%) (s. Tabelle 1). Sie sprechen somit für die Ergebnisse aktueller Forschungsarbeiten, die feststellten, dass Auszubildende in der Pflege in Deutschland einen hohen Tabakkonsum aufweisen (vgl. Kapitel 2.6). In den bisherigen Studien wurden keine separaten Ergebnisse für Auszubildende in der Altenpflege und GuK prä-

---

[14] Die Empfehlungen einer präventiven Ernährung unterliegen einem stetigen Wandel. Früher wurde eine fettreduzierte Nahrungsaufnahme bei gleichzeitiger Steigerung der Kohlenhydratzufuhr propagiert, was sich beispielsweise in den hohen Punktzahlen für die tägliche Aufnahme von Teigwaren und Reis im Ernährungsmusterindex widerspiegelt. Heute wird dagegen eine strenge Differenzierung von Kohlenhydratträgern diskutiert. Es wird zumeist zu einer gemäßigte Aufnahme von Vollkornprodukten mit hohem Glukose-Anteil, wie geschältem Reis, Teigwaren und Weißbrot, geraten; die Meinungen gehen allerdings immer noch weit auseinander (Biesalski & Grimm, 2011).

sentiert. Eine Trennung der Berufe bei der Auswertung könnte angesichts des Unterschieds zwischen den Ausbildungsgruppen in der vorliegenden Arbeit (35% und 55%) jedoch als sinnvoll erachtet werden. Der in dieser Arbeit ermittelte hohe Anteil der Raucher/innen in der Erziehung & SPA (44%) kann durch die bisherigen Forschungsergebnisse von Studien über beschäftigte Erzieher/innen aus den USA, Neuseeland und Deutschland nicht bestätigt werden. Dort wurden eher als gering einzuschätzende Raucherquoten von maximal 27% gemessen (s. Tabelle 3). Die Gründe für diese Unterschiede könnten in dem generell höheren Tabakkonsum von Jugendlichen liegen (vgl. Kapitel 2.4). Allerdings könnten sie auch auf die relativ kleine Stichprobengröße in der Gruppe der Erziehung & SPA in der vorliegenden Arbeit zurückzuführen sein.

Alkoholkonsum

Der Anteil der Auszubildenden, der einen riskanten Alkoholkonsum aufwies, lag in den drei Ausbildungsgruppen etwa auf gleichem Niveau. In der Altenpflege betrug er 41%, in der GuK 42% und in der Erziehung & SPA 46%. Insgesamt lagen die Anteile in allen Ausbildungsberufen damit leicht über dem in der DEGS1 bei Frauen zwischen 18 und 29 Jahren gemessenen Anteil von 36% (Hapke et al., 2013). Dies könnte durch die gemischte Stichprobe von weiblichen und männlichen Auszubildenden in der vorliegenden Arbeit bedingt sein. Riskanter Alkoholkonsum ist besonders bei jungen Männern sehr verbreitet. In der DEGS1 war der Anteil bei Männern zwischen 18 und 19 Jahren mit 54% weitaus höher, jedoch wurden dort keine Ergebnisse aus der gesamten Stichprobe von weiblichen und männlichen Befragten dargestellt. Das Ergebnis für die Auszubildenden der GuK in der vorliegenden Arbeit (42%) kann durch eine Befragung von Schülern/innen der GuK in Sachsen-Anhalt in etwa bestätigt werden. Dort wiesen 38% der weiblichen Teilnehmerinnen einen Alkoholkonsum oberhalb der herangezogenen tolerierbaren Zufuhrmengen auf (Hirsch et al., 2010). Allerdings wurde bei dieser Befragung ein anderes Erhebungsinstrument verwendet als in der vorliegenden Arbeit.

5.1.3 Gesundheitszustand

Übergewicht und Adipositas

Die Prävalenzen von Übergewicht und Adipositas beliefen sich bei den Auszubildenden zwischen 23% in der GuK und 33% in der Altenpflege. Sie sind in etwa mit zwei weiteren Untersuchungen von deutschen Pflegeschülern/innen vergleichbar. Lindeman et al. (2011b) ermittelten einen Anteil von knapp 20% unter den befragten Auszubildenden der GuK. Lehmann et al. (2014) kamen zu einem Ergebnis von 32%, das in der Nähe der ermittelten Prävalenz in der Altenpflege lag. Aus dieser Publikation war jedoch nicht ersichtlich, welchen Disziplinen die befragten Pflegeschüler/innen angehörten. In einigen anderen Ländern wie in Australien, im Vereinigten Königreich und in den USA wurden deutlich höhere Prävalenzen beobachtet (Hawker, 2012; Purcell et al., 2006; Singleton et al., 2011). Eine amerikanische Studie über Krankenpflegestudenten/innen stellte einen Anteil von 45% fest (Singleton et al., 2011). Dies entspricht Beobachtungen, dass die höchsten Prävalenzraten von Übergewicht und Adipositas zurzeit weltweit unter anderem in den USA zu finden sind (Mensink, Schienkiewitz et al., 2013). Die Auszubildenden in der Erziehung & SPA wiesen in der vorliegenden Studie eine Prävalenz von 32% auf. In Studien mit bereits beschäftigten Erziehern/innen wurden Häufigkeiten von 50%–59% ermittelt (s. Tabelle 3). Die Prävalenz von Übergewicht und Adipositas steigt erfahrungsgemäß mit dem Alter an (ebd., 2013), was die starken Unterschiede zwischen den Auszubildenden und den Beschäftigten erklären kann. Im Vergleich zu Auszubildenden in technischen und kaufmännischen Berufen liegen die Prävalenzen aller in dieser Arbeit untersuchten Gruppen über dem dort ermittelten Durchschnitt von 19% (Kaminski et al., 2008). Bei Befragungen der deutschen Allgemeinbevölkerung ergaben sich für die entsprechenden Altersklassen mit Prävalenzen bis zu 32% allerdings ähnlich hohe Anteile von Übergewicht und Adipositas (Mensink, Schienkiewitz, et al., 2013; Statistisches Bundesamt, 2011c).

Allgemeiner Gesundheitszustand

Jeweils 91% der Auszubildenden in der Altenpflege und GuK sowie 79% in der Erziehung & SPA schätzen ihren allgemeinen Gesundheitszustand als ausgezeichnet bis gut ein. Insgesamt bewegen sich die Ergebnisse dieser Arbeit zum subjektiven Gesundheitszustand der Auszubildenden etwa auf demselben Niveau wie bei den Jugendlichen in technischen und kaufmännischen Ausbildungsberufen (etwa 88%: ausgezeichnet bis gut) (Kaminski et al., 2008). In anderen Studien mit Pflegeauszubildenden schätze dagegen eine höhere Anzahl der Befragten ihren Gesundheitszustand als eher schlechter ein. Dort bezeichneten lediglich 67% und 71% ihren Zustand als sehr gut oder gut (Neumann & Klewer, 2010; Schwanke et al., 2011). Ein Grund für diese Differenz könnte die Verwendung unterschiedlicher Antwortskalen sein. Im Gegensatz zu den beiden zitierten Studien, in denen vierstufige Antwortskalen verwendet wurden, lag in dieser Arbeit eine fünfstufige Skala vor. Bei einer ungeraden Anzahl von Skalenstufen besteht generell die Gefahr der sogenannten „zentralen Tendenz". Das heißt, Studienteilnehmer/innen vermeiden extreme Ausprägungen und neigen stattdessen dazu, den mittleren beziehungsweise neutralen Bereich auf der Skala zu wählen (Bortz & Döring, 2002). In allen drei in dieser Arbeit befragten Ausbildungsgruppen entfiel insgesamt etwa die Hälfte der Antworten auf die mittlere Kategorie („gut") der fünfstufigen Skala. Dies könnte für eine Verzerrung der Ergebnisse durch die zentrale Tendenz sprechen. Ein leichter Unterschied zu den anderen befragten Gruppen wurde zudem bei den Auszubildenden in der Erziehung & SPA beobachtet. Während in der Altenpflege und in der GuK 7% beziehungsweise 8% ihren Gesundheitszustand als weniger gut bezeichneten, taten dies in der Erziehung & SPA 18%. Dazu passte, dass in dieser Gruppe nach eigenen Angaben auch ein etwas höherer Anteil der Auszubildenden an psychischen Beeinträchtigungen gelitten hat als in den anderen Gruppen.

Muskel-Skelett-Erkrankungen

Ein erheblicher Anteil der Auszubildenden gab an, in den vorangegangenen zwölf Monaten unter einer Muskel-Skelett-Erkrankung gelitten zu haben. Dies betraf 35% der Auszubildenden in der Altenpflege, 37% in der GuK und 32% in der Erziehung & SPA. Hohe Prävalenzen von Erkrankungen des Muskel-Skelett-Systems stellten auch andere Studien über Pflegeschüler/innen und Beschäftigte in der Erziehung fest. In diesen berichteten zwischen 25% und 59% der Befragten von dieser Erkrankung (LAGS, 2007; McGrath & Huntington, 2007; Mitchell et al., 2010; Schwanke et al., 2011). Es gab jedoch Unterschiede in der Erhebung der Daten. Es wurden Angaben über die vorangegangenen sechs und zwölf Monate sowie zu verschiedenen Körperregionen erhoben. In den meisten Untersuchungen standen jedoch die Rücken- bzw. Kreuzschmerzen sowie Nacken- und Schulterschmerzen im Vordergrund. Die in dieser Arbeit befragten Auszubildenden berichteten im Freitext vor allem über Erkrankungen des Rückens und der Knie. Letztere sollten demzufolge in Zukunft bereits bei den Auszubildenden der pflegerischen und sozialen Berufe mehr beachtet werden.

Faktoren im Zusammenhang mit Muskel-Skelett-Erkrankungen

In den bivariaten Analysen zur Identifizierung von Faktoren, die im Zusammenhang mit dem Auftreten von Muskel-Skelett-Erkrankungen in den vorangegangenen zwölf Monaten stehen, wiesen die Variablen Alter, SES, subjektiver Gesundheitszustand, psychische Beeinträchtigungen, Irritation und Arbeitszufriedenheit eine statistisch signifikante Assoziation auf. Unter Kontrolle aller Variablen im Gesamtmodell erreichten nur noch die Variablen Alter, subjektiver Gesundheitszustand und SES Werte von statistischer Signifikanz beziehungsweise Borderline-Signifikanz. Auszubildende im Alter zwischen 23 bis 26 Jahren hatten eine etwa dreifach höhere Chance, an einer Muskel-Skelett-Erkrankung zu leiden als Auszubildende in der jüngsten Alterskategorie (16–19 Jahre). Es gab allerdings keinen konsistenten Alterseffekt. Bei den Auszubildenden im Alter von 27 bis 30 Jahren wurde keine signifikant erhöhte Wahrscheinlichkeit einer Muskel-Skelett-Erkrankung im Vergleich zur jüngsten Gruppe beobachtet. In der Literatur hingegen wurde teilweise ein Alterseffekt nachgewiesen. Die Mehrheit der Studien eines systematischen Reviews, in denen Kinder und Jugendliche betrachtet wurden, stellte einen Anstieg der Prävalenz von Nackenschmerzen mit dem Alter fest (Hogg-Johnson et al., 2008). Anhand der Ergebnisse dieser Arbeit kann dies jedoch nicht bestätigt werden. Allerdings war mit einer Anzahl von 42 Auszubildenden die Gruppengröße der 27- bis 30-Jährigen relativ gering, weshalb es sich um zufällige Ergebnisse handeln könnte. In der vorliegenden Arbeit erwies sich ein niedriger SES als Schutzfaktor für Muskel-Skelett-Erkrankungen. In der Literatur waren die Ergebnisse bezüglich eines Zusammenhangs zwischen SES und Muskel-Skelett-Erkrankungen bisher inkonsistent (Hogg-Johnson et al., 2008; Klipstein & Nydegger, 2013). Einem Review kann allerdings entnommen werden, dass mehrere Studien auf eine inverse Beziehung zwischen SES und muskuloskelettalen Erkrankungen hindeuten. Demnach ist ein niedriger Status mit einer höheren Prävalenz der Erkrankungen assoziiert. Laut einer amerikanischen Studie aus dem Review war dagegen für Jugendliche aus Familien mit höherem Einkommen die Wahrscheinlichkeit, an muskuloskelettalen Schmerzen zu leiden höher als für Jugendliche aus Familien mit geringerem Einkommen (McBeth & Jones, 2007). Gründe für die inkonsistenten Ergebnisse können möglicherweise auf die verschiedenen Methoden zur Erfassung des SES zurückgeführt werden. In der vorliegenden Arbeit wurde der SES aus den beiden Variablen Schulbildung und Beruf der Eltern gebildet. In anderen Studien wurden weitere Faktoren, wie zum Beispiel Einkommen, Eigentum oder soziale Benachteiligung hinzugezogen oder sich allein auf einen der Faktoren gestützt (Hogg-Johnson et al.,

2008). Darüber hinaus wird in einem Review darauf hingewiesen, dass der SES wahrscheinlich ein Faktor ist, der mit anderen Risikofaktoren assoziiert ist, die selbst im Zusammenhang mit dem Auftreten von muskuloskelettalen Erkrankungen stehen (McBeth & Jones, 2007). Zwischen dem Alter und dem SES bestand in der vorliegenden Arbeit eine signifikante Korrelation. Somit könnte im Gesamtmodell das Alter den Zusammenhang zwischen SES und Muskel-Skelett-Erkrankungen beeinflusst haben. Dies kann möglicherweise ebenfalls für die restlichen im Gesamtmodell enthaltenen Variablen gelten. Der subjektive Gesundheitszustand korrelierte mit den Variablen zur psychischen Gesundheit, was zu der Veränderung der Odds Ratios durch die Kontrolle der jeweiligen anderen Variablen im Gesamtmodell geführt haben kann. Hier weisen die Variablen deutlich geringe und teilweise statistisch nicht mehr signifikante Odds Ratios für den Zusammenhang mit Muskel-Skelett-Erkrankungen auf. Die einzelnen Abhängigkeiten müsste man, um genaue Aussage treffen zu können, in weiteren Modellen genauer untersuchen. In der bivariaten Analyse wurde außerdem die Arbeitszufriedenheit als Schutzfaktor für Muskel-Skelett-Erkrankungen identifiziert, jedoch lag das Odds Ratio nahe dem Wert eins. Im Gesamtmodell war der Zusammenhang nicht mehr statistisch nachzuweisen. In einer Übersichtsarbeit von systematischen Reviews wurde demgegenüber eine hohe Evidenz für einen Zusammenhang zwischen Arbeitszufriedenheit und Kreuzschmerzen bei Erwachsenen ab 18 Jahren festgestellt (Lakke et al., 2009). Die Ergebnisse könnten darauf hindeuten, dass die Arbeitszufriedenheit bei den Auszubildenden noch keinen wesentlichen Einfluss auf ihre körperliche Gesundheit hat. Schließlich sind sie gerade erst in den Beruf eingestiegen.

Psychische Gesundheit

Die Häufigkeiten von psychischen Beeinträchtigungen unterschieden sich signifikant zwischen den drei Gruppen (38%, 31% und 49%). Der geringste Anteil wurde in der GuK und der höchste in der Erziehung & SPA beobachtet. Unter durch ärztliche Diagnose bestätigte psychische Beeinträchtigungen litten Selbstangaben zufolge 18% der Auszubildenden in der Altenpflege, 8% in der GuK und 17% in der Erziehung & SPA. Personen mit einem niedrigen SES haben ein größeres Risiko für depressive Erkrankungen als Personen mit hohem SES (Busch et al., 2013). Dies könnte eine Erklärung für die geringere Prävalenz in der GuK im Gegensatz zur Altenpflege und Erziehung & SPA sein. Ein größerer Anteil der GuK-Auszubildenden verfügte über einen hohen SES als in den anderen Gruppen. In den weiteren Skalen zur Messung der psychischen Gesundheit ließen sich dagegen keine signifikanten Unterschiede zwischen den Gruppen erkennen. Während es bei der Selbstwirksamkeit kaum einen Unterschied gab, wiesen in der Irritationsskala die Auszubildenden der GuK ebenfalls die geringste psychische Beanspruchung auf. Die Häufigkeit der psychischen Beeinträchtigungen fiel in allen Gruppen höher aus als in der deutschen Allgemeinbevölkerung. In der Altersgruppe der 18- bis 29-Jährigen wurde ebenfalls über Selbstangaben eine 12-Monats-Prävalenz einer diagnostizierten Depression von 4% ermittelt (ebd., 2013). Ein Grund für die abweichenden Ergebnisse könnte die unterschiedliche Definition der Erkrankung sein. In der vorliegenden Arbeit beinhaltet der Begriff psychische Beeinträchtigungen neben der Depression auch Angstzustände und chronische Schlaflosigkeit. Dessen ungeachtet ist es möglich, dass sich die spezifischen Belastungen in den Berufen bereits in der Ausbildung bemerkbar machen. Dass Auszubildende im zweiten Lehrjahr eine signifikant höhere Irritation (MW=24) als diejenigen des ersten Lehrjahres aufwiesen (MW=21), könnte für eine psychische Belastung durch die Ausbildung sprechen. Um dies nachzuweisen, würde allerdings eine mehrfache Messung der Irritation von Auszubildenden im Längsschnitt benötigt.

Faktoren im Zusammenhang mit psychischen Beeinträchtigungen

Die Variablen Ausbildungsberuf, SES, subjektiver Gesundheitszustand, Muskel-Skelett-Erkrankungen, Selbstwirksamkeit, Irritation und Arbeitszufriedenheit wurden nach den bivariaten Analysen in das Gesamtmodell der logistischen Regression eingeschlossen. Unter Kontrolle aller Variablen in dem Modell wurden für den Ausbildungsberuf, den subjektiven Gesundheitszustand, Muskel-Skelett-Erkrankungen und Irritation signifikante Zusammenhänge mit psychischen Beeinträchtigungen beobachtet; die Selbstwirksamkeit wies einen Zusammenhang mit Borderline-Signifikanz auf. Auszubildende in der Erziehung & SPA hatten eine 2,6-fach höhere Chance in den vorangegangenen zwölf Monaten an psychischen Beeinträchtigungen gelitten zu haben als Auszubildende in der GuK. Ein Grund hierfür könnte die Art der Ausbildungsform sein. Da es sich in der Erziehung & SPA um schulisch geregelte Ausbildungen ohne Vergütung handelt (vgl. Kapitel 2.1.3), sind die Auszubildenden möglicherweise höheren finanziellen Belastungen ausgesetzt, die sie psychisch beeinträchtigen. Zwischen den Variablen subjektiver Gesundheitszustand, Muskel-Skelett-Erkrankungen, Selbstwirksamkeit, Irritation und Arbeitszufriedenheit bestanden signifikante Korrelationen. Das könnte die teilweise deutliche Verringerung ihres Effekts im Gesamtmodell zu psychischen Beeinträchtigungen bewirkt haben. Eine Bedeutung kam hier noch dem subjektiven Gesundheitszustand zu. Ein weniger guter oder schlechter Zustand erhöhte die Chance von psychischen Beeinträchtigungen um das Dreifache. Eine erhöhte Chance wurde zudem beim Vorliegen von Muskel-Skelett-Erkrankungen beobachtet. Dieses Ergebnis ist konsistent mit anderen Studien. Dort wurde eine Assoziation zwischen prävalenten Nackenschmerzen und einer schlechten psychischen Gesundheit in der Allgemeinbevölkerung nachgewiesen (Hogg-Johnson et al., 2008). Des Weiteren wurden physische Krankheiten als signifikante Risikofaktoren für Depression bei älteren Jugendlichen identifiziert (Lewinsohn et al., 1998). Betont wird in diesen Studien die Koexistenz beziehungsweise Wechselwirkung von körperlichen und psychischen Krankheiten. Für den SES wurde in der vorliegenden Arbeit kein signifikanter Zusammenhang mit psychischen Beeinträchtigungen nachgewiesen. Dies steht im Widerspruch zu Ergebnissen der DEGS1, die belegen, dass Personen mit mittlerem und niedrigem SES ein höheres Risiko psychischer Erkrankungen haben als Personen mit hohem SES (Busch et al., 2013). Aus der Korrelationsmatrix wird deutlich, dass in der vorliegenden Arbeit eine Abhängigkeit zwischen dem SES und dem Ausbildungsberuf besteht (s. Anhang 7). Demnach könnte vermutet werden, dass der Ausbildungsberuf die Beziehung zwischen dem SES und psychischen Beeinträchtigungen beeinflusst hat.

5.1.4 Arbeitssituation und Zukunftsperspektiven

Arbeitszufriedenheit

Die Auszubildenden aus dem Bereich Erziehung & SPA verzeichneten die höchste Arbeitszufriedenheit unter den drei Ausbildungsgruppen (MW=68). Sie hob sich statistisch signifikant von der Arbeitszufriedenheit derjenigen in der Altenpflege (MW=62) und GuK (MW=57) ab. Zudem war die Arbeitszufriedenheit von den Auszubildenden im ersten Lehrjahr (MW=69) signifikant höher als von den Auszubildenden im zweiten (MW=61) und im dritten Lehrjahr (MW=53). Eine Ursache für die höhere Arbeitszufriedenheit in der Erziehung & SPA könnte somit sein, dass in dieser Gruppe keine Auszubildenden aus dem dritten Lehrjahr befragt werden konnten, wo die Arbeitszufriedenheit in den anderen Gruppen am niedrigsten war. Allerdings deckt sich das Ergebnis mit Erkenntnissen von Beschäftigten aus pflegerischen und sozialen Berufen. Bei einer Befragung verschiedener Berufsgruppen im Rahmen der COPSOQ-Hauptstudie aus dem Jahr 2004 lag die Arbeitszufriedenheit der Gruppe aus dem Bereich Erziehung (MW=65) ebenfalls leicht über der Arbeitszufriedenheit des Pflegepersonals (MW=62) (Nübling et al., 2005). Bezüglich der Ausbildungsjahre kann aufgrund des Studiendesigns nicht von einer Abnahme der Arbeitszufriedenheit gesprochen werden, obwohl die Ergebnisse auf solch einen Zustand hindeuten könnten. Um dies zweifelsfrei nachweisen zu können, würde eine Längsschnittstudie mit wiederholten Befragungen der Auszubildenden in allen drei Lehrjahren benötigt. Wenn die Arbeitszufriedenheit tatsächlich bereits im Laufe der Ausbildung deutlich abnimmt, könnte gegebenenfalls auf eine geringe Verweildauer im Beruf geschlossen werden. In der vorliegenden Arbeit gab es in der GuK einen hohen Anteil von 39% der Auszubildenden, der sich nicht vorstellen konnte, diesen Beruf auch in den nächsten fünf Jahren noch auszuüben. In der Altenpflege und in der Erziehung & SPA traf dies lediglich auf 22% beziehungsweise 11% der Befragten zu. Wie beschrieben war in der GuK auch die Arbeitszufriedenheit am geringsten.

Belastungen

Die Auszubildenden in der Pflege fühlten sich in ihrem Praxisalltag durch Zeitdruck und Stress sowie durch Personalmangel belastet. In der Altenpflege wurden, im Gegensatz zur GuK, zudem häufig die körperlichen und psychischen Anstrengungen als Belastungsfaktor genannt. Das könnte möglicherweise darauf zurückzuführen sein, dass in Pflegeheimen unter anderem die Anzahl der Patiententransfers und damit die körperlichen Anstrengungen höher sind als im Krankenhaus (Hofmann & Michaelis, 1999). Auszubildende in der GuK klagten dagegen häufiger über die Teamsituation und den Umgang mit Kollegen. Hier könnte sich die Schwierigkeit in der Abstimmung und Kommunikation mit anderen Berufsgruppen, insbesondere mit dem medizinischen Personal bemerkbar machen. Dieses Konfliktpotenzial herrscht vor allem im Krankenhausalltag vor (Glaser & Höge, 2005; Hien, 2009). Die Auszubildenden in der Erziehung & SPA nannten am häufigsten die Belastung im Praxisalltag durch körperliche und psychische Anstrengungen. Entsprechend sind bekannte Anforderungen im Kita-Bereich das Heben und Tragen von Kindern, ungünstige Sitzhaltungen und Lärm (Berger et al., 2001; Khan, 2009). Des Weiteren beklagten einige Auszubildende in der Erziehung & SPA die Teamsituation und die Überforderung durch mangelnde Anleitung. Grund hierfür könnte sein, dass es sich um Ausbildungen an Berufsfachschulen handelt und Einrichtungen, an denen Praktika absolviert werden, geringere Verantwortung für die Ausbildung tragen (vgl. Kapitel 2.1.3). Dies könnte sich gegebenenfalls negativ auf die Betreuung und Anleitung während der Praktikumsphasen auswirken. Aus den Antworten der Auszubildenden ist dies allerdings nicht eindeutig ableitbar.

Zukunftsperspektiven

Zwischen den verschiedenen Gruppen gab es keine erheblichen Unterschiede, was den Gedanken an eine Aufgabe der Berufsausbildung betrifft. Etwa 19% der Auszubildenden in der Altenpflege und in der Erziehung & SPA sowie 15% derjenigen in der GuK haben in den vorangegangenen zwölf Monaten mehrfach monatlich oder häufiger daran gedacht, die Ausbildung aufzugeben. Die NEXT-Studie kam zu einem ähnlichen Ergebnis. Dort haben 19% des Pflegepersonals genauso häufig an eine Berufsaufgabe gedacht. Zudem hat das Personal in Krankenhäusern den Berufsausstieg häufiger erwogen als das Personal in Pflegeheimen, wenngleich diese Unterschiede wie auch in der vorliegenden Arbeit nicht signifikant waren (Hasselhorn et al., 2005). Beachtet werden sollte, dass die Ergebnisse dieser Arbeit nicht direkt mit denen der NEXT-Studie vergleichbar sind. In der NEXT-Studie wurde nach dem Gedanken an einen Ausstieg aus dem Pflegeberuf gefragt. In der vorliegenden Untersuchung wurde, angepasst an die Zielgruppe der Auszubildenden, der Gedanke an eine Aufgabe der Berufsausbildung erhoben. In beiden Untersuchungen kann anhand der Daten nicht prognostiziert werden, wie viele Auszubildende diesen Gedanken in die Tat umsetzen werden.

Eine bessere Bezahlung sowie ein besseres Ansehen des Berufes in der Bevölkerung in Deutschland, mehr Personal und ein besseres Arbeitsklima sind die vorrangigen Wünsche der Auszubildenden, um ihren Beruf in Zukunft weiterhin motiviert und dauerhaft ausüben zu können. Diese Aspekte wurden bereits in der Vergangenheit angesprochen. Die Bundeskonferenz der Pflegeorganisationen forderte zum Beispiel im Jahr 2005 eine leistungsgerechte Vergütung, höhere gesellschaftliche Anerkennung sowie das Überdenken der Rahmenbedingungen und Arbeitsorganisation. Die Ergebnisse der vorliegenden Arbeit könnten jedoch darauf hindeuten, dass sich an der Situation in der Pflege noch nicht viel geändert hat.

5.2 Stärken und Limitationen

Für die Untersuchung der Forschungsfragen dieser Arbeit wurde eine Studie im Querschnittsdesign durchgeführt. Querschnittsstudien eignen sich vor allem dazu, die Häufigkeiten von Risikofaktoren oder Erkrankungen, in diesem Fall Faktoren des Gesundheitsverhaltens und -zustandes, in einer Bevölkerung festzustellen. Allerdings können bei Verwendung dieses Studiendesigns generell keine Aussagen über kausale Beziehungen in den Ergebnissen gemacht werden, weil die Erfassung der

Exposition und des Outcome zum selben Zeitpunkt erfolgen (Razum, Breckenkamp & Brzoska, 2009). Es kann bezüglich der zeitlichen Sequenz somit nicht geklärt werden, ob beispielsweise Raucher/innen häufiger den Ausbildungsberuf der Altenpflege wählen oder ob die Auszubildenden in der Altenpflege, bedingt etwa durch die Belastungen im Beruf, häufiger rauchen. Somit muss auch bei den Ergebnissen der binär-logistischen Regressionsanalysen zu Muskel-Skelett-Erkrankungen und psychischen Beeinträchtigungen beachtet werden, dass keine eindeutigen Aussagen über Ursache-Wirkungs-Beziehungen getroffen werden können.

In der Studie wurde ein selbst auszufüllender Fragebogen verwendet, sodass alle dargestellten Ergebnisse auf den Angaben der Auszubildenden beruhen. Dies birgt die Gefahr eines Informationsbias[15] aufgrund falscher Angaben. Diese können zum Beispiel durch falsch verstandene Fragen entstehen. Um diese Problematik einzudämmen, wurde das Studieninstrument in einem Pretest auf Verständlichkeit geprüft. Zudem wurde den Auszubildenden durch die Anwesenheit der Autorin dieser Arbeit bei der Datenerhebung die Möglichkeit gegeben nachzufragen, wenn Items nicht verstanden wurden. Ganz auszuschließen ist ein Informationsbias jedoch nicht, zumal dieser auch durch sozial erwünschte Antworten hervorgerufen werden kann. Insbesondere weil die Mitschüler/innen sowie in einigen Fällen die Lehrenden während des Ausfüllens des Fragebogens anwesend waren, ist es möglich, dass Auszubildende beispielsweise Angaben zu ihrem Gesundheitsverhalten beschönigt haben. Diese Problematik wurde bereits bei der Validierung der Food-Frequency-Liste zur Erfassung des Ernährungsverhaltens von Winkler und Döring (1998) festgestellt. Anhand ihrer Ergebnisse zum Ernährungsmusterindex wiesen die Autoren darauf hin, dass der Konsum von Nahrungsmitteln, die als gesund gelten, tendenziell überschätzt wird, während der Konsum als ungesund angesehener Nahrungsmittel eher unterschätzt wird. Darüber hinaus geben Studienteilnehmer/innen oftmals ihr Gewicht in Befragungen nicht korrekt an. Ein Review amerikanischer Studien verdeutlichte, dass die Häufigkeit von Übergewicht bei Jugendlichen durch Daten, die auf Selbstangaben beruhen, unterschätzt wird. Junge Frauen geben noch häufiger als Männer ein zu niedriges Gewicht an und übergewichtige Jugendliche unterschätzen ihr Gewicht mehr als Normalgewichtige in der Altersgruppe (Sherry, Jefferds & Grummer-Strawn, 2007). Bei der Interpretation der Ergebnisse muss somit eine mögliche Verzerrung durch fehlerhafte Informationen

---

[15] Um einen Informationsbias handelt es sich, „wenn sich durch das Verfahren der Messung, Beobachtung oder Befragung der untersuchten Individuen eine Über- oder Unterschätzung einer epidemiologischen Maßzahl ergibt" (Kreienbrock et al., 2012, p. 166).

als Limitation berücksichtigt werden. Es ist möglich, dass die Häufigkeit eines ungesunden Ernährungsmusters sowie von Übergewicht und Adipositas noch weitaus höher liegt als durch diese Befragung ermittelt werden konnte. Auf die Abfrage sehr sensibler gesundheitsrelevanter Lebens- und Verhaltensweisen, wie zum Beispiel Drogenmissbrauch und riskantes Sexualverhalten, wurde verzichtet. Wegen der Fragebogenerhebung im Klassenverbund war bei diesen Themen mit zahlreichen falschen oder fehlenden Angaben zu rechnen.

Die Datenerhebung mit direkter Verteilung der Fragebögen in den Berufsschulklassen brachte weitere einzelne Limitationen mit sich. So herrschte in einigen Klassen Unruhe während des Ausfüllens der Bögen und trotz vorheriger Hinweise konnte ein Austausch zu manchen Fragen unter den Auszubildenden nicht immer verhindert werden. Des Weiteren entstand der Eindruck, dass sich Auszubildende zeitlich unter Druck gesetzt fühlten, wenn die Mehrheit der Klasse den Bogen bereits fertig ausgefüllt hatte. Teilweise wurden dann die Fragen nur noch oberflächlich oder unvollständig beantwortetet. Inwieweit dadurch die Qualität der Daten beeinträchtigt wurde, ist allerdings schwer abzuschätzen. Zwei Fragebögen, bei denen über die Hälfte der Items nicht beantwortet worden sind, wurden von den Analysen ausgeschlossen. Darüber hinaus gab es allerdings nur wenige fehlende Werte in den Daten. Für nahezu alle Variablen lag der Anteil unter 5%. Bei der Frage zu eigenen Kindern sowie durch die Bildung des SES, BMI und der körperlichen Aktivität aus mehreren Variablen lag er unter 10%. Lediglich bei der Bildung des Ernährungsmusterindexes ergab sich für die Altenpflege ein bedenklicher Anteil fehlender Werte von 11,5%.

Die Befragung von Auszubildenden in der Altenpflege, GuK und Erziehung & SPA fand ausschließlich an Hamburger Berufsschulen statt, daher können die Ergebnisse nicht ohne Weiteres auf die Schüler/innen in ganz Deutschland übertragen werden. Eine weitere Limitation der Studienergebnisse ergibt sich durch die nicht zufällige Auswahl der Auszubildenden (Gelegenheitsstichprobe), die keine statistische Repräsentativität der Stichprobe als Abbild der Grundgesamtheit gewährleisten kann. „Der Grad der Repräsentativität ist (...) umso höher, je näher das gesamte Auswahlverfahren dem Zufallsprinzip ist" (Kreienbrock, Pigeot & Ahrens, 2012, p. 61). Auszubildende für die Befragung wurden von den Ansprechpartnern/innen in den Berufsschulen danach ausgewählt, ob sich die Klassen zum Zeitpunkt der Befragung an den Schulen befanden und es zeitlich in den Unterrichtsplan passte, eine Befragung vorzunehmen. Eine Generalisierung der Ergebnisse für alle Ham-

burger Auszubildenden in diesen Berufen ist durch die Verwendung der Gelegenheitsstichprobe nicht möglich (Bühner & Ziegler, 2009).

Die Größe der Stichprobe kann über den Einfluss des Zufalls auf die Ergebnisse
bestimmen. Es gilt, je größer die Stichprobe, desto geringer ist ein möglicher Einfluss des Zufalls (Razum et al., 2009). Eine Annäherung an eine erforderliche Stichprobengröße wurde vor Beginn der Studie berechnet und ergab einen Umfang
von 339 Auszubildenden, daher wurde für jede der drei Gruppen ein Anteil
von 120 Schülern/innen in der Stichprobe angestrebt. Auf eine einzelne Stich-
probenberechnung für jede Gruppe wurde verzichtet, da in der Literatur keine
Daten für die verschiedenen Ausbildungsbereiche vorlagen und es sich außerdem
um eine Pilotstudie handelte. Während die Gesamtzahl und die Anteile in der
Altenpflege und GuK erreicht wurden, konnte in der Gruppe der Erziehung & SPA
mit 82 Auszubildenden nicht die gewünschte Stichprobengröße rekrutiert werden.
Ein Grund hierfür war die kurzfristige Absage einer Schule, in der zwei weitere
Klassen der SPA befragt werden sollten. Aus zeitlichen Gründen konnte dieser
Termin nicht nachgeholt werden. Deshalb sollten die Ergebnisse der Auszubildenden in der Erziehung & SPA wegen der geringen Anzahl der Teilnehmer/innen
mit Vorsicht interpretiert werden. Des Weiteren konnten in dieser Gruppe keine
Auszubildenden aus dem dritten Lehrjahr rekrutiert werden. Bei den Erziehern/
innen wünschten die Schulen wegen der bevorstehenden Abschlussprüfungen
keine Befragung der Auszubildenden des dritten Lehrjahres; die SPA-Ausbildung
umfasst lediglich zwei Ausbildungsjahre. Dieser Umstand kann einige Ergebnisse,
insbesondere die der Zukunftsperspektiven, beeinflusst haben.

Eine der Stärken der Studie liegt eindeutig in der hohen Responserate der
Auszubildenden von 98,8%. Diese lag deutlich über der im Zuge der Stichproben-
berechnung geschätzten Rate von 75%. Es wird angenommen, dass vor allem die
persönliche Aufklärung der Auszubildenden über die Ziele der Studie und datenschutzrechtlichen Bestimmungen zu der hohen Teilnahmebereitschaft geführt
hat. Außerdem zeigten sich viele Auszubildende an dem Thema interessiert.
Verzerrungen durch systematische Fehler wie dem Non-Response-Bias[16] können
aufgrund der hohen Responserate nahezu ausgeschlossen werden. Dies spricht

---

[16] Eine Form von Verzerrung der Studienergebnisse, die durch die systematische Nicht-Teilnahme an der Studie von
Individuen der Zielpopulation hervorgerufen wird. Das Vorliegen einer Verzerrung wird besonders wahrscheinlich,
wenn sich Teilnehmer/innen und Nichtteilnehmer/innen in für die Studie wesentlichen Merkmalen unterscheiden
und wächst je weiter die Response fällt (Kreienbrock et al., 2012).

wiederum für die Repräsentativität der Stichprobe, da nahezu alle zur Verfügung stehenden Auszubildenden auch an der Befragung teilgenommen haben.

Des Weiteren ist positiv hervorzuheben, dass in dieser Studie soziodemografische Kennzeichen, wie der Migrationshintergrund und der SES der Studienteilnehmer/innen, berücksichtigt wurden. Lampert, Kroll et al. (2013) vom RKI stellten dar, dass es bei vielen chronischen Erkrankungen, dem allgemeinen Gesundheitszustand und insbesondere bei verhaltenskorrelierten Risikofaktoren deutliche sozioökonomische Unterschiede gibt. Nach den Forschungsergebnissen der DEGS1 sprachen sie zudem von einem Statusgradienten. „Je niedriger der SES, desto höher ist das Risiko für eine Beeinträchtigung der Gesundheit" (ebd., 2013, p. 819). Daher ist es als wichtig einzuschätzen, dass bei den Unterschieden in den Parametern des Gesundheitsverhaltens und -zustandes unter den Ausbildungsgruppen in dieser Studie ein Bezug zum sozioökonomischen Hintergrund hergestellt werden kann.

6 Schlussfolgerungen

Das Ziel der vorliegenden Arbeit war es, den Gesundheitszustand, das Gesundheitsverhalten sowie die Zukunftsperspektiven von Auszubildenden in der Altenpflege, GuK und Erziehung & SPA zu beschreiben und vergleichend darzustellen sowie Faktoren im Zusammenhang mit dem körperlichen und psychischen Gesundheitszustand der Auszubildenden zu identifizieren.

Aus den zentralen Studienergebnissen lässt sich zusammenfassen, dass das Gesundheitsverhalten insbesondere in der Altenpflege und in der Erziehung & SPA bedenklich ist. In diesen beiden Berufen war ein hoher Anteil der Auszubildenden übergewichtig oder adipös (33% bzw. 32%). Dementsprechend erwiesen sich ihre Ernährungsgewohnheiten in Hinblick auf Verzehrempfehlungen der DGE häufig als ungünstig. In allen Berufen war weniger als die Hälfte der Auszubildenden mindestens 2,5 h/Woche körperlich aktiv oder trieb regelmäßig mindestens 2 h/Woche Sport. 55% der Auszubildenden in der Altenpflege rauchten täglich oder gelegentlich. Über 40% aller Befragten wiesen einen riskanten Alkoholkonsum auf. Ihr Gesundheitszustand wurde von den Auszubildenden überwiegend als ausgezeichnet bis gut bewertet. Jedoch litt mehr als ein Drittel innerhalb der vorangegangenen zwölf Monate an psychischen und muskuloskelettalen Erkrankungen. Auszubildende der Erziehung & SPA litten am häufigsten unter psychischen Beeinträchtigungen. Die Auszubildenden in der GuK waren am unzufriedensten mit ihrer Arbeitssituation und viele von ihnen gaben an, diesen Beruf nicht mehr in den nächsten fünf Jahren ausüben zu wollen (39%). Insgesamt fühlten sich die Auszubildenden vor allem durch Zeitdruck und Stress, körperliche und psychische Anstrengung, Personalmangel sowie die Teamsituation belastet und äußerten am häufigsten den Wunsch nach einer besseren Bezahlung beziehungsweise einem höheren Ansehen ihres Berufs. Alter und subjektiver Gesundheitszustand standen in einem signifikanten Zusammenhang mit Muskel-Skelett-Erkrankungen im Gesamtmodell. Der Ausbildungsberuf (Erziehung & SPA), subjektiver Gesundheitszustand, Muskel-Skelett-Erkrankungen und Irritation wiesen einen signifikanten Zusammenhang mit psychischen Beeinträchtigungen auf.

6.1 Implikationen für die Praxis

Den Auszubildenden in pflegerischen und sozialen Berufen kommen bereits während der Ausbildung ebenso wie in ihrer weiteren beruflichen Laufbahn die

Rollen als Experten/innen und als positive Vorbilder eines gesundheitsfördernden Verhaltens zu. Die Wichtigkeit der Aufgabe, den Auszubildenden im Rahmen der Berufsausbildung Wissen und Kompetenzen im Bereich der Gesundheitsförderung zu vermitteln, wurde bereits erkannt, wie die verschiedenen Ausbildungsrichtlinien zeigen (vgl. Kapitel 2.1). Die Ergebnisse dieser Arbeit deuten jedoch darauf hin, dass diese Ausbildungsinhalte bisher wenig Einfluss auf die Gesundheit und das Verhalten der Auszubildenden selbst haben. Es scheint also erforderlich, didaktisch gut strukturierte Lehrinhalte, die auf die Stärkung der eigenen Gesundheit und die Vermeidung von Risikofaktoren abzielen, weiterzuentwickeln. Präventionsmaßnahmen können sowohl bei persönlichen Lebensstilen (Verhaltensprävention), als auch bei Lebensverhältnissen beziehungsweise Arbeitsumgebungen (Verhältnisprävention) ansetzen (Bormann, 2012). Aus den Ergebnissen zum persönlichen Gesundheitsverhalten und -zustand der Auszubildenden lassen sich vor allem Ansatzpunkte und Möglichkeiten verhaltensbezogener Maßnahmen ableiten. Im Folgenden wird der Präventionsbedarf für die einzelnen Ausbildungsberufe dargestellt.

Altenpflege

In der Altenpflege ist zunächst die überdurchschnittlich hohe Raucherquote zu nennen, die einen Bedarf an Präventionsmaßnahmen impliziert. Hier könnte es förderlich vonseiten der Schulen sein, verstärkt über die Risiken und Folgen von Rauchen aufzuklären. Sowohl die Schulen als auch die Ausbildungsbetriebe wären geeignete Settings, in denen Raucherentwöhnungshilfen angeboten werden könnten. Laut Kolleck et al. (2004) ist das Wissen über Rauchfolgen und Raucherprävention auch nach der Pflegeausbildung noch lückenhaft und über Raucherentwöhnungshilfen wird im Unterricht gar nicht oder höchstens flüchtig gesprochen. Der Nutzen von Interventionen zur Verringerung des Tabakkonsums an Ausbildungsstätten von Pflegeschülern/innen ist bisher nicht eindeutig nachweisbar. Sie können jedoch für Auszubildende, die Interesse daran haben das Rauchen aufzugeben, von großer Hilfe sein. Eine klare Anti-Raucher-Politik in den Pflegeschulen, individuelle Beratungen sowie Interaktionen in Peer-Gruppen sind nützliche Interventionsbeispiele (Smith, 2007). Des Weiteren wiesen die Auszubildenden der Altenpflege ein defizitäres Verhalten, was die Ernährung und sportliche Aktivität angeht, auf. Dies belegt auch der hohe Anteil von Übergewicht und Adipositas bei den Auszubildenden. Bereits Schwanke et al. (2011, p. 212) bekräftigten den Handlungsbedarf zur Bereitstellung von Programmen und

Lernangeboten, die „....ein gesundes Ernährungsverhalten unterstützen und das Interesse und die Lust an körperlicher Bewegung hervorrufen". Sie beobachteten in ihrer Untersuchung, dass Pflegeschulen und Ausbildungsbetriebe nur selten Aktivitäten zur praktischen Umsetzung einer gesunden Ernährung und Bewegung zur Förderung der eigenen Gesundheit betreiben. Die Ergebnisse dieser Studie bestätigen, dass in diesen Bereichen Nachholbedarf besteht.

Gesundheits- und Krankenpflege

Die Auszubildenden der GuK zeigten insgesamt ein deutlich besseres Gesundheitsverhalten im Vergleich zu den anderen beiden Gruppen. Präventionsbedarf gibt es allerdings beim Alkoholkonsum. Knapp über 42% wiesen einen riskanten Konsum nach dem AUDIT-C-Test auf. Man kann vermuten, dass sie wie viele Jugendliche den starken Alkoholkonsum einschränken, wenn sie heranreifen und mehr Verantwortung für ihre Karriere und Familie übernehmen (Watson et al., 2006). Dennoch sollten in der Ausbildung die Grenzen zum riskanten Alkoholkonsum thematisiert und die gesundheitlichen Konsequenzen aufgezeigt werden. Dies sollte nicht nur hinsichtlich der eigenen Gesundheit, sondern auch in Hinblick auf eine adäquate Beratung und Behandlung von Patienten geschehen. Rund ein Drittel der Auszubildenden aus diesem Bereich gab an, in den vorangegangenen zwölf Monaten an Muskel-Skelett-Erkrankungen und beziehungsweise oder Hauterkrankungen gelitten zu haben. Das zeigt, dass die Bereitstellung und Verwendung von Hilfsmitteln, das rücken- und gelenkschonende Arbeiten sowie Hautschutzmaßnahmen bereits in der Ausbildung aktiv propagiert werden sollten.

Erziehung & Sozialpädagogische Assistenz

Fast die Hälfte der Auszubildenden in der Erziehung & SPA wies ein ungünstiges Ernährungsverhalten auf. Die sportliche sowie körperliche Aktivität der Auszubildenden entsprach zu einem Großteil nicht den Empfehlungen der WHO und impliziert ebenfalls einen Handlungsbedarf. Interessanterweise sind laut Richtlinien dies zwei Bereiche, die in einem eigenen Lernfeld in der Ausbildung thematisiert werden und bei dem die Auszubildenden die Kinder und Jugendlichen in ihrer Entwicklung unterstützen sollen (vgl. Kapitel 2.1.3). Die Ergebnisse sprechen jedoch dafür, dass hier ein großer Nachholbedarf an Informationen und bei der praktischen Umsetzung besteht, damit die Auszubildenden ihrer Rolle als Vorbild gerecht werden. Anlässlich der hohen Anzahl an Auszubildenden, die einen riskanten Alkoholkonsum aufwies (46%), sollte auf den Umgang mit Alkohol eingegangen werden. 49% der Auszubildenden berichteten zudem von psychischen Beeinträchtigungen. Die finanziell prekäre Situation in der unentgeltlichen schulischen Ausbildung der Erziehung & SPA kann eine erhebliche Herausforderung für die Auszubildenden darstellen. Mehr finanzielle Unterstützung wäre hier wünschenswert.

Über bereits angesprochene Präventionsmaßnahmen hinaus wurden bereits spezielle Interventionen erprobt. Im Rahmen des Ideenwettbewerbs „Gesunde Pflegeausbildung" wurden mehrere Konzepte zur Gesundheitsförderung von Ausbildungseinrichtungen für Pflegeberufe prämiert. Ein Beispiel ist eine Inhouse-Schulung zur Kinästhetik für Pflegeschüler/innen. Um auch den Theorie-Praxis-Transfer nachhaltig zu verbessern, wurden Mitarbeiter/innen der Praxiseinrichtungen in die Schulung mit eingebunden. In einer anderen Schule wurde ein regelmäßiges Lauftraining mit anschließender Teilnahme an einem Firmenlauf erfolgreich in den Unterrichtsplan integriert. Ergänzend dazu wurden anatomische, physiologische und ernährungswissenschaftliche Kenntnisse vermittelt (Görres et al., 2012). Das Projekt „ErgoKiTa" zielte dagegen auf die Prävention von Muskel-Skelett-Erkrankungen bei Erziehern/innen in Kitas ab. Hier wurden neben Interventionen der Verhältnisergonomie, die das Mobiliar sowie organisatorische Maßnahmen zur Förderung eines Belastungswechsels betrafen, auch verhaltensergonomische Schulungen erfolgreich eingesetzt (IAD, ASU & IFA, 2014). Als ein weiterer möglicher Präventionsansatz zur Verbesserung des Bewegungsverhalten und der mentalen Gesundheit wird in der Literatur Yoga diskutiert. Dazu wurde in Japan der Effekt eines zweiwöchigen, häuslichen Yoga-Programmes bei weiblichen Erzieherinnen untersucht. Nach vier Wochen hatten sich die allgemeine Gesundheit, Schlafstörungen sowie Angstzustände und emotionales Erleben in der Interventionsgruppe, die mithilfe einer Yoga-DVD trainierte, signifikant verbessert (Sakuma et al., 2012).

6.2 Implikationen für die Forschung

Die Ergebnisse dieser Arbeit zeigen, wie im vorherigen Abschnitt dargestellt, dass der Handlungsbedarf in den untersuchten Ausbildungsberufen unterschiedlich ist. Zukünftige Untersuchungen sollten erwägen, ebenfalls zwischen den Auszubildenden der verschiedenen Pflegedisziplinen zu differenzieren. Anlass dazu können die unterschiedlich ausgefallenen Ergebnisse zwischen der Altenpflege und der GuK geben. Auch Joost (2007) betonte die Unterschiede zwischen den Berufsfeldern der Kranken- und Altenpflege und stellte eine Vergleichbarkeit, zum Beispiel bezüglich des Berufsverbleibs und der Fluktuation, in Frage. Es wäre wünschenswert, wenn sich die Forschung auch vermehrt dem erzieherischen Bereich widmen würde. Insbesondere zum Gesundheitsverhalten und -zustand gibt es hier wenig Literatur. Dabei sollte die getrennte Betrachtung von Auszubildenden der Erziehung und Auszubildenden der SPA geprüft werden, da sich unter anderem deutliche Altersunterschiede zeigten.

Die Ergebnisse dieser Studie sollten aufgrund der eher gering einzuschätzenden Stichprobengröße in weiteren Studien mit größeren Populationen überprüft werden. Des Weiteren werden zur Validierung einiger der hier vorgestellten Ergebnisse Längsschnittstudien benötigt. Es bleibt zu prüfen, ob die Arbeitszufriedenheit sowie der Wunsch im Beruf zu verbleiben tatsächlich im Laufe der Ausbildung immer mehr abnehmen. Aufgrund der häufig berichteten psychischen Beeinträchtigungen in der Erziehung & SPA wäre es ebenfalls interessant zu untersuchen, ob sich die mentale Gesundheit im Laufe der Ausbildung verschlechtert. Die Ursachen von psychischen Beeinträchtigungen müssten ebenfalls weiter untersucht werden.

In dieser Arbeit konnten keine der untersuchten modifizierbaren gesundheitsrelevanten Verhaltensweisen, wie Tabak- und Alkoholkonsum, Bewegung, Ernährung oder auch der BMI, mit den beiden Zielvariablen Muskel-Skelett-Erkrankungen und psychischen Beeinträchtigungen in Verbindung gebracht werden. Es gab aber eine leichte Wechselwirkung zwischen Muskel-Skelett-Erkrankungen und psychischen Beeinträchtigungen, die für zukünftige Forschung von Interesse ist. Die Arbeitszufriedenheit scheint bei den Auszubildenden noch keine ursächliche Bedeutung für ihre Erkrankungen zu haben. Die hier vorgestellten Modelle erreichten akzeptable, aber eher geringe Werte der Varianzaufklärung von 22% und 27%. Es sollten in zukünftigen Untersuchungen somit weitere Faktoren, die in dieser Untersuchung nicht berücksichtigt wurden, auf ihren Zusammenhang mit den Krankheiten und Beschwerden der Auszubildenden geprüft werden. Dies könnten zum Beispiel genetische Faktoren, Muskelaktivität und -ausdauer, schulische Leistungen, gravierende Lebensereignisse und soziale Unterstützung sein (Lakke et al., 2009; Lewinsohn et al., 1998; Mitchell et al., 2010). In Anbetracht der Ergebnisse dieser Arbeit sollten die Variablen Alter, Ausbildungsberuf, subjektiver Gesundheitszustand, Muskel-Skelett-Erkrankungen und Irritation berücksichtigt oder als potenzielle Störgrößen in zukünftige Modelle aufgenommen werden.

Wie die Ergebnisse zeigen, weisen bereits die Auszubildenden gesundheitliche Defizite auf. Eine wichtige nächste Aufgabe künftiger Projekte ist daher die Planung und Implementation von Maßnahmen zu Gesundheitsförderung und Prävention in den hier untersuchten Ausbildungsbereichen. Die wissenschaftliche Begleitung und Evaluation dieser Interventionen wird eine weitere Aufgabe zukünftiger Forschung sein und kann eine methodische und inhaltliche Qualitätsüberwachung gewährleisten.

Gesunde und motivierte Auszubildende, die dabei unterstützt werden, lange in den pflegerischen und sozialen Berufen zu verbleiben, könnten ein erster Schritt sein, um den befürchteten Notstand im Dienstleistungssektor des Gesundheits- und Sozialwesens entgegenzuwirken.

Literaturverzeichnis

Al-Kandari, F., Vidal, V.L. & Thomas, D. (2008). *Health-promoting lifestyle and body mass index among College of Nursing students in Kuwait: a correlational study. Nursing and Health Sciences, 10 (1), 43–50.*

Almstadt, E., Gebauer, G. & Medjedovic, I. (2012). *Arbeitsplatz Kita. Berufliche und gesundheitliche Belastungen von Beschäftigten in Kindertageseinrichtungen im Land Bremen (Schriftenreihe Institut Arbeit und Wirtschaft, Nr. 15). Bremen: Institut Arbeit und Wirtschaft.*

Alpar, Ş.E., Şenturan, L., Karabacak, Ü. & Sabuncu, N. (2008). *Change in the health promoting lifestyle behaviour of Turkish University nursing students from beginning to end of nurse training. Nurse Education in Practice, 8 (6), 382–388.*

Backhaus, K., Erichson, B. & Plinke, W. (2006). *Multivariate Analysemethoden: eine anwendungsorientierte Einführung. Heidelberg: Springer.*

Baldwin, D., Gaines, S., Wold, J.L., Williams, A. & Leary, J. (2007). *The health of female child care providers: implications for quality of care. Journal of community health nursing, 24 (1), 1–17.*

Baldwin, J., Bartek, J., Scott, D., Davis-Hall, R. & DeSimone, E. (2009). *Survey of alcohol and other drug use attitudes and behaviors in nursing students. Substance Abuse, 30, 230–238.*

Behörde für Bildung und Sport (Ed.). (2006). *Bildungsplan Altenpflegerin/Altenpfleger – Zur Erprobung ab 1. August 2006. Hamburg: Behörde für Bildung und Sport, Amt für Bildung, Abteilung Berufliche Bildung und Weiterbildung.*

Behörde für Schule und Berufsbildung (Ed.). (2013). *Bildungsplan Fachschule für Sozialpädagogik (FSP). Hamburg: Behörde für Schule und Berufsbildung, Hamburger Institut für Berufliche Bildung.*

Behrens, J., Horbach, A. & Müller, R. (2009). *Forschungsstudie zur Verweildauer in Pflegeberufen in Rheinland-Pfalz (ViPb) - Abschlussbericht (Berichte aus der Pflege, Nr. 12). Mainz: Ministerium für Arbeit, Soziales, Gesundheit, Familie und Frauen Rheinland-Pfalz.*

Berger, J., Niemann, D., Nolting, H.-D., Schiffhorst, G., Genz, H.O. & Kordt, M. (2001). *Stress bei Erzieher/innen. Ergebnisse einer BGW-DAK-Studie über den Zusammenhang von Arbeitsbedingungen und Stressbelastung in ausgewählten Berufen. Hamburg: Berufsgenossenschaft für Gesundheitsdienst und Wohlfahrtspflege (BGW), Deutsche Angestellten-Krankenkasse (DAK).*

Biesalski, H.K. & Grimm, P. (2011). *Taschenatlas Ernährung (5. edition). Stuttgart: Georg Thieme Verlag.*

Blättner, B. & Waller, H. (2011). *Gesundheitswissenschaft – Eine Einführung in Grundlagen, Theorie und Anwendung (5. edition). Stuttgart: Verlag W. Kohlhammer.*

BMFSFJ (Bundesministerium für Familie, Senioren, F. und J. (Ed.). (2011). *Altenpflegeausbildung – Informationen zu Ausbildung und Beruf der Altenpflegerinnen und Altenpfleger (3. edition). Rostock: Publikationsversand der Bundesregierung.*

Bormann, C. (2012). *Gesundheitswissenschaften. Einführung. Konstanz: UVK Verlagsgesellschaft.*

Bortz, J. & Döring, N. (2002). *Forschungsmethoden und Evaluation für Human- und Sozialwissenschaftler (3. edition). Berlin: Springer-Verlag.*

Brockhaus Enzyklopädie (Ed.). (1990). *Brockhaus Enzyklopädie in vierundzwanzig Bänden – zwölfter Band Kir - Lag. Brockhaus (19. edition). Mannheim: F.A. Brockhaus.*

Brooks, T.L., Harris, S.K.I.M., Thrall, J.S. & Woods, E.R. (2002). *Association of adolescent risk behaviors with mental health symptoms in high school students. Journal of adolescent health, 31, 240–246.*

Bryer, J., Cherkis, F. & Raman, J. (2013). *Health-promotion behaviors of undergraduate nursing students: a survey analysis. Nursing education perspectives, 34 (6), 410–415.*

Buchmann, M. & Kriesi, I. (2012). *Geschlechtstypische Berufswahl: Begabungszuschreibungen, Aspirationen und Institutionen. In R. Becker & H. Solga (Eds.), Soziologische Bildungsforschung (pp. 256–280). Wiesbaden: Springer.*

Bühner, M. & Ziegler, M. (2009). *Statistik für Psychologen und Sozialwissenschaftler. München: Pearson Studium.*

Bundesagentur für Arbeit. (2014). *BERUFENET – Berufsinformationen einfach finden.* Verfügbar unter: http://berufenet.arbeitsagentur.de/berufe/ [Stand: 12.5.2014].

Bundeskonferenz der Pflegeorganisationen (Ed.). (2005). *Brennpunkt Pflege. Zur Situation der beruflichen Pflege in Deutschland.* Göttingen: Göttinger Tageblatt.

Burke, E. & McCarthy, B. (2011). The lifestyle behaviours and exercise beliefs of undergraduate student nurses: a descriptive study. *Health Education, 111 (3)*, 230–246.

Busch, M., Maske, U., Ryl, L., Schlack, R. & Hapke, U. (2013). Prävalenz von depressiver Symptomatik und diagnostizierter Depression bei Erwachsenen in Deutschland. Ergebnisse der Studie zur Gesundheit Erwachsener in Deutschland (DEGS1). *Bundesgesundheitsblatt, Gesundheitsforschung, Gesundheitsschutz, 56 (5-6)*, 733–739.

Bush, K., Kivlahan, D., McDonell, M., Fihn, S. & Bradley, K. (1998). The AUDIT Alcohol Consumption Questions (AUDIT-C): an effective brief screening test for problem drinking. *Archives of Internal Medicine, 158 (16)*, 1789–1795.

Büssing, A., Glaser, J. & Höge, T. (2004). Psychische und physische Belastungen in der ambulanten Pflege: Ein Screening zum Arbeits- und Gesundheitsschutz. *Zeitschrift für Arbeits- und Organisationspsychologie, 48 (4)*, 165–180.

Can, G., Ozdilli, K., Erol, O., Unsar, S., Tulek, Z., Savaser, S., et al. (2008). Comparison of the health-promoting lifestyles of nursing and non-nursing students in Istanbul, Turkey. *Nursing & health sciences, 10 (4)*, 273–280.

Chow, J. & Kalischuk, R.G. (2008). Self-care for caring practice: student nurses' perspectives. *International Journal for Human Caring, 12 (3)*, 31–37.

Crary, P. (2013). Beliefs, behaviors, and health of undergraduate nursing students. *Holistic nursing practice, 27 (2)*, 74–88.

Dathe, D., Paul, F. & Stuth, S. (2012). Soziale Dienstleistungen: Steigende Arbeitslast trotz Personalzuwachs. *WZBrief Arbeit, 12.*

Durmaz, A. & Üstün, B. (2006). Determination of smoking habits and personality traits among nursing students. *Journal of Nursing Education, 45 (8)*, 328-333.

Faragher, E.B., Cass, M. & Cooper, C.L. (2005). The relationship between job satisfaction and health: a meta-analysis. *Occupational and environmental medicine, 62 (2)*, 105–112.

Field, A. (2013). *Discovering statistics using IBM SPSS Statistics (4. edition).* London: SAGE Publications.

Franke, A. (2010). *Modelle von Gesundheit und Krankheit (2. edition).* Bern: Verlag Hans Huber.

Fromm, S. (2005). *Binäre logistische Regressionsanalyse. Eine Einführung für Sozialwissenschaftler mit SPSS für Windows (Bamberger Beiträge zur empirischen Sozialforschung, Nr. 11).* Bamberg: Otto-Friedrich-Universität.

Fuchs, T. & Trischler, F. (2008). *Arbeitsqualität aus Sicht von Erzieherinnen und Erziehern. Ergebnisse aus der Erhebung zum DGB-Index Gute Arbeit.* Stadtbergen: Internationales Institut für Empirische Sozialforschung.

Ganzeboom, H. & Treiman, D. (1996). Internationally comparable measures of occupational status for the 1988 International Standard Classification of Occupations. *Social science research, 25*, 201–239.

Geis, A. (2011). *Handbuch für die Berufsverordung.* Mannheim: GESIS.

Glaser, J. & Höge, T. (2005). *Probleme und Lösungen in der Pflege aus Sicht der Arbeits- und Gesundheitswissenschaften.* Dortmund: Bundesanstalt für Arbeitsschutz und Arbeitsmedizin.

Goesmann, C. & Nölle, K. (2009). *Berufe im Schatten. Die Wertschätzung für die Pflegeberufe im Spiegel der Statistik.* Dortmund: Technische Universität Dortmund.

Görres, S., Stöver, M., Bomball, J., Schwanke, A., Bremer, M. & Adrian, C. (2012). *Bundesweiter Ideenwettbewerb „Gesunde Pflegeausbildung". Anwendungsbeispiele für die Praxis (IPP-Schriften, Nr. 10).* Bremen: Institut für Public Health und Pflegeforschung.

Gregersen, S. (2005). *Gesundheitsrisiken in ambulanten Pflegediensten. In B. Badura, H. Schellschmidt & C. Vetter (Eds.), Fehlzeiten-Report 2004: Gesundheitsmanagement in Krankenhäusern und Pflegeeinrichtungen (pp. 183–201).* Berlin: Springer.

Haddad, L., Kane, D., Rajacich, D., Cameron, S. & Al-Ma'aitah, R. (2004). *A comparison of health practices of Canadian and Jordanian nursing students.* Public Health Nursing, 21 (1), 85–90.

Hapke, U., v. der Lippe, E. & Gaertner, B. (2013). *Riskanter Alkoholkonsum und Rauschtrinken unter Berücksichtigung von Verletzungen und der Inanspruchnahme alkoholspezifischer medizinischer Beratung. Ergebnisse der Studie zur Gesundheit Erwachsener in Deutschland (DEGS1).* Bundesgesundheitsblatt, Gesundheitsforschung, Gesundheitsschutz, 56, 809–813.

Ter Haseborg, V., Jung, I. & Unger, C. (2014, 8./9. März). *Ehrenwerter Job, miese Bezahlung.* Hamburger Abendblatt, 6.

Hasselhorn, H.M. & Freude, G. (2007). *Der Work Ability Index – ein Leitfaden (Schriftenreihe der Bundesanstalt für Arbeitsschutz und Arbeitsmedizin, Nr. S 87). Arbeit.* Bremerhaven: Wirtschaftsverlag NW.

Hasselhorn, H.-M., Tackenberg, P., Büscher, A., Stelzig, S., Kümmerling, A. & Müller, B.H. (2005). *Wunsch nach Berufsausstieg bei Pflegepersonal in Deutschland. In Bundesanstalt für Arbeitsschutz und Arbeitsmedizin (Ed.), Berufsausstieg bei Pflegepersonal – Arbeitsbedingungen und beabsichtigter Berufsausstieg bei Pflegepersonal in Deutschland und Europa (Schriftenreihe der Bundesanstalt für Arbeitsschutz und Arbeitsmedizin, Nr. Ü 15, pp. 135–146).* Bremerhaven: Wirtschaftsverlag NW.

Hausmann, C. (2009). *Burnout-Symptome bei österreichischen PflegeschülerInnen im dritten Ausbildungsjahr.* Pflege, 22, 297–307.

Hawker, C.L. (2012). *Physical activity and mental well-being in student nurses.* Nurse education today, 32 (3), 325–331.

HIBB (Hamburger Institut für Berufliche Bildung). (2011). *Bildungsplan Berufsfachschule für Sozialpädagogische Assistenz (BFS SPA). Verfügbar unter: http://www.hibb.hamburg.de/index.php/file/download/1336 [Stand: 2.11.2014].*

HIBB (Hamburger Institut für Berufliche Bildung). (2013). *Erzieherinnen / Erzieher – Standards für die praktische Ausbildung in Hamburg. Verfügbar unter: http://www.hibb.hamburg.de/index.php/file/download/2084 [Stand: 2.11.2014].*

Hien, W. (2009). *Pflegen bis 67? Die gesundheitliche Situation älterer Pflegekräfte.* Frankfurt: Mabuse-Verlag.

Hirsch, K., Voigt, K., Gerlach, K., Kugler, J. & Bergmann, A. (2010). *Tabak-, Alkohol- und Drogenkonsum sowie Impfverhalten von Gesundheits- und KrankenpflegeschülerInnen in Sachsen-Anhalt.* HeilberufeScience, 1 (4), 127–132.

Hoffmann, S.W., Tug, S. & Simon, P. (2013). *Obesity prevalence and unfavorable health risk behaviors among German kindergarten teachers: cross-sectional results of the kindergarten teacher health study.* BMC Public Health, 13, 927.

Hofmann, F. & Michaelis, M. (1999). *Körperliche und psychische Erkrankungsrisiken im Altenpflegeberuf: Arbeitsmedizinische Ergebnisse. In A. Zimber & S. Weyerer (Eds.), Arbeitsbelastung in der Altenpflege (pp. 200–214).* Göttingen: Verlag für Angewandte Psychologie.

Hogg-Johnson, S., van der Velde, G., Carroll, L.J., Holm, L.W., Cassidy, J.D., Guzman, J., et al. (2008). *The burden and determinants of neck pain in the general population. Results of the Bone and Joint Decade 2000–2010 Task Force on Neck Pain and Its Associated Disorders.* Spine, 3 (4S), 39–51.

Hosmer, D.W. & Lemeshow, S. (2000). *Applied Logistic Regression (2. edition).* New York: John Wiley & Sons, Inc.

Hurrelmann, K. (1991). *Sozialisation und Gesundheit: Somatische, psychische und soziale Risikofaktoren im Lebenslauf (2. edition).* Weinheim: Juventa Verlag.

IAB (Institut für Arbeitsmarkt- und Berufsforschung). (2011). *Berufe im Spiegel der Statistik. Verfügbar unter: http://bisds.infosys.iab.de/bisds/result?region=19&beruf=BO864&qualifikation=2 [Stand: 14.10.2014].*

IAD (Institut für Arbeitswissenschaft), ASU *(Institut für Arbeits-, Sozial- und Umweltmedizin) & IFA (Institut für Arbeitsschutz der DGUV) (Eds.). (2014). Projekt – ErgoKiTa. Prävention von Muskel-Skelett-Erkrankungen bei Erzieherinnen und Erziehern in Kindertageseinrichtungen (Abschlussbericht an die Forschungsförderung der DGUV). Darmstadt.*

Irazusta, A., Gil, S., Ruiz, F., Gondra, J., Jauregi, A., Irazusta, J., et al. (2006). *Exercise, physical fitness, and dietary habits of first-year female nursing students. Biological research for nursing, 7 (3), 175–186.*

Janssen, J. & Laatz, W. (2010). *Statistische Datenanalyse mit SPSS. Eine anwendungsorientierte Einführung in das Basissystem und das Modul Exakte Tests (7. edition). Berlin: Springer-Verlag.*

Jerusalem, M. & Schwarzer, R. (n.d.). *Allgemeine Selbstwirksamkeitserwartung (SWE)- Beschreibung der psychometrischen Skala. Verfügbar unter: http://userpage.fu-berlin.de/~health/germscal.htm [Stand: 26.5.2014].*

Jimenez, C., Navia-Osorio, P.M. & Diaz, C.V. (2010). *Stress and health in novice and experienced nursing students. Journal of advanced nursing, 66 (2), 442–455.*

Jöckel, K.-H., Babitsch, B., Bellach, B.-M., Bloomfield, K., Hoffmeyer-Zlotnik, J., Winkler, J., et al. (1998). *Messung und Quantifizierung soziodemographischer Merkmale in epidemiologischen Studien. In W. Ahrens, B.-M. Bellach & K.-H. Jöckel (Eds.), Messung soziodemographischer Merkmale in der Epidemiologie (RKI-Schriften, Nr. 1/1998, pp. 7–38). München: MMV Medizin Verlag.*

Joost, A. (2007). *Berufsverbleib und Fluktuation von Altenpflegerinnen und Altenpflegern. Frankfurt am Main: Institut für Wirtschaft, Arbeit und Kultur.*

Kaminski, A., Nauerth, A. & Pfefferle, P. (2008). *Gesundheitszustand und Gesundheitsverhalten von Auszubildenden im ersten Lehrjahr – Erste Ergebnisse einer Befragung in Bielefelder Berufskollegs. Gesundheitswesen, 70 (1), 38–46.*

Kamtsiuris, P., Lange, M., Hoffmann, R., Schaffrath Rosario, A., Dahm, S., Kuhnert, R., et al. (2013). *Die erste Welle der Studie zur Gesundheit Erwachsener in Deutschland (DEGS1). Stichprobendesign, Response, Gewichtung und Repräsentativität. Bundesgesundheitsblatt, Gesundheitsforschung, Gesundheitsschutz, 56, 620–630.*

Khan, A. (2009). *Berufliche Belastungsfaktoren in Kitas – Aktueller Erkenntnisstand zur Gesundheit der Erzieherinnen. Verfügbar unter: http://shop.rpi-loccum.de/download/khan.pdf [Stand:4.11.2014].*

Klipstein, A. & Nydegger, A. (2013). *Rückenschmerzen im Erwerbstätigenalter. Therapeutische Umschau, 70 (9), 515–521.*

Knoll, N., Scholz, U. & Rieckmann, N. (2013). *Einführung Gesundheitspsychologie (3. edition). München: Ernst Reinhardt Verlag.*

Kolleck, B. & Studierende des 4. Semesters Pflegestudiengang. (2004). *Rauchen in der pflegerischen Ausbildung. Pflege, 17 (2), 98–104.*

Kreienbrock, L., Pigeot, I. & Ahrens, W. (2012). *Epidemiologische Methoden (5. edition). Berlin: Springer-Verlag.*

Kristensen, T.S., Hannerz, H., Høgh, A. & Borg, V. (2005). *The Copenhagen Psychosocial Questionnaire – a tool for the assessment and improvement of the psychosocial work environment. Scandinavian journal of work, environment & health, 31 (6), 438–449.*

Krug, S., Jordan, S., Mensink, G.B.M., Müters, S., Finger, J. & Lampert, T. (2013). *Körperliche Aktivität. Ergebnisse der Studie zur Gesundheit Erwachsener in Deutschland (DEGS1). Bundesgesundheitsblatt – Gesundheitsforschung - Gesundheitsschutz, 56, 765–771.*

Kühnel, S.-M. & Krebs, D. (2012). *Statistik für die Sozialwissenschaften. Grundlagen, Methoden, Anwendungen (6. edition). Reinbek bei Hamburg: Rowohlt Taschenbuch Verlag.*

Kuntz, B. (2011). Bildung und Gesundheit. In T. Schott & C. Hornberg (Eds.), *Die Gesellschaft und ihre Gesundheit (pp. 311–327). Wiesbaden: VS Verlag.*

LAGS (LandesArbeitsgemeinschaft für Gesundheitsförderung Saarland e.v.). (2007). *Arbeit und Gesundheit in saarländischen Kindertageseinrichtungen. Ergebnisse einer Befragung in saarlän-*

dischen Kindertageseinrichtungen zur Einschätzung der Rahmenbedingungen, der gesundheitlichen Befindlichkeit und der Arbeitszufriedenheit. Verfügbar unter: http://www.lags.de/fileadmin/Uploads/KiTas/Kita-Bericht_2007.pdf [Stand: 4.11.2014].

Lakke, S.E., Soer, R., Takken, T. & Reneman, M.F. (2009). *Risk and prognostic factors for non-specific musculoskeletal pain: a synthesis of evidence from systematic reviews classified into ICF dimensions. Pain, 147 (1-3), 153–164.*

Lampert, T. & Kroll, L.E. (2009). *Die Messung des sozioökonomischen Status in sozialepidemiologischen Studien. In M. Richter & K. Hurrelmann (Eds.), Gesundheitliche Ungleichheit – Grundlagen, Probleme, Perspektiven (2. edition, pp. 309–334). Wiesbaden: VS Verlag für Sozialwissenschaften.*

Lampert, T., Kroll, L.E., von der Lippe, E., Müters, S. & Stolzenberg, H. (2013). *Sozioökonomischer Status und Gesundheit. Ergebnisse der Studie zur Gesundheit Erwachsener in Deutschland (DEGS1). Bundesgesundheitsblatt, Gesundheitsforschung, Gesundheitsschutz, 56, 814–821.*

Lampert, T., von der Lippe, E. & Müters, S. (2013). *Verbreitung des Rauchens in der Erwachsenenbevölkerung in Deutschland. Ergebnisse der Studie zur Gesundheit Erwachsener in Deutschland (DEGS1). Bundesgesundheitsblatt, Gesundheitsforschung, Gesundheitsschutz, 56, 802–808.*

Lange, M., Kamtsiuris, P., Lange, C., Schaffrath Rosario, A., Stolzenberg, H. & Lampert, T. (2007). *Messung soziodemographischer Merkmale im Kinder- und Jugendgesundheitssurvey (KiGGS) und ihre Bedeutung am Beispiel der Einschätzung des allgemeinen Gesundheitszustands. Bundesgesundheitsblatt, Gesundheitsforschung, Gesundheitsschutz, 50, 578–589.*

Lehmann, F., von Lindeman, K., Klewer, J. & Kugler, J. (2014). *BMI, physical inactivity, cigarette and alcohol consumption in female nursing students: a 5-year comparison. BMC Medical Education, 14 (1), 82.*

Lewinsohn, P.M., Rohde, P. & Seeley, J.R. (1998). *Major depressive disorder in older adolescents: prevalence, risk factors, and clinical implications. Clinical Psychology Review, 18 (7), 765–794.*

Lindeman, K., Kugler, J. & Klewer, J. (2011a). *Gesundheitsverhalten von Auszubildenden in Krankenpflegeberufen. HeilberufeScience, 2 (3), 82–89.*

Lindeman, K., Kugler, J. & Klewer, J. (2011b). *Ernährungsgewohnheiten, BMI und Diätversuche von Auszubildenden in Gesundheitsfachberufen. HeilberufeScience, 2 (2), 67–70.*

McBeth, J. & Jones, K. (2007). *Epidemiology of chronic musculoskeletal pain. Best Practice & Research Clinical Rheumatology, 21 (3), 403–425.*

McGrath, B.J. & Huntington, A.D. (2007). *The health and wellbeing of adults working in early child hood education. Australian Journal of Early Childhood, 32 (3), 33–38.*

Mensink, G., Schienkiewitz, A., Haftenberger, M., Lampert, T., Ziese, T. & Scheidt-Nave, C. (2013). *Übergewicht und Adipositas in Deutschland. Ergebnisse der Studie zur Gesundheit Erwachsener in Deutschland (DEGS1). Bundesgesundheitsblatt, Gesundheitsforschung, Gesundheitsschutz, 56, 786–794.*

Mensink, G., Truthmann, J., Rabenberg, M., Heidemann, C., Haftenberger, M., Schienkiewitz, A., et al. (2013). *Obst- und Gemüsekonsum in Deutschland. Ergebnisse der Studie zur Gesundheit Erwachsener in Deutschland (DEGS1). Bundesgesundheitsblatt, Gesundheitsforschung, Gesundheitsschutz, 56, 779–785.*

Miles, J. & Shevlin, M. (2001). *Applying Regression & Correlation. A Guide for Students and Researchers. London: SAGE Publications.*

Mitchell, T., O'Sullivan, P.B., Burnett, A., Straker, L., Smith, A., Thornton, J., et al. (2010). *Identification of modifiable personal factors that predict new-onset low back pain: a prospective study of female nursing students. The Clinical journal of pain, 26 (4), 275–283.*

Mitchell, T., O'Sullivan, P.B., Smith, A., Burnett, A.F., Straker, L., Thornton, J., et al. (2009). *Biopsychosocial factors are associated with low back pain in female nursing students: a cross-sectional study. International journal of nursing studies, 46 (5), 678–688.*

Mohr, G., Müller, A. & Rigotti, T. (2005). *Normwerte der Skala Irritation: Zwei Dimensionen psychischer Beanspruchung. Diagnostica, 51 (1), 12–20.*

Neumann, P. & Klewer, J. (2010). *Das Gesundheitsverhalten von Auszubildenden im sozialpflege-rischen Bereich - Eine Untersuchung an Berufsbildenden Schulen in Sachsen. Pflegewissenschaft,* 12/10, 672–677.

Nübling, M., Stößel, U., Hasselhorn, H., Michaelis, M. & Hofmann, F. (2005). *Methoden zur Er-fassung psychischer Belastungen. Erprobung eines Messinstrumentes (COPSOQ) (Schriftenreihe der Bundesanstalt für Arbeitsschutz und Arbeitsmedizin, Nr. Fb 1058).* Bremerhaven: Wirt-schaftsverlag NW.

Öztürk, C., Bektaş, M., Yılmaz, E., Salman, F., Şahin, T., İlmek, M., et al. (2011). *Smoking status of Turkish nursing students and factors affecting their behavior. Asian Pacific Journal of Cancer Prevention,* 12 (7), 1687-1692.

Purcell, C., Moyle, W. & Evans, K. (2006). *An exploration of modifiable health associated risk factors within a cohort of undergraduate nursing students. Contemporary Nurse,* 23 (1), 100–110.

Quattrin, R., Zanini, A., Zamolo, E. & Brusaferro, S. (2010). *Are Italian nursing students healthy and having protective lifestyle behaviours? A pilot study. Annali di igiene,* 22 (1), 83–88.

Rasheed, P., Abou-Hozaifa, B. & Khan, A. (1994). *Obesity among young Saudi female adults: a pre-valence study on medical and nursing students. Public Health,* 108 (4), 289–294.

Razum, O., Breckenkamp, J. & Brzoska, P. (2009). *Epidemiologie für Dummies.* Weinheim: WILEY-VCH.

Reinert, D.F. & Allen, J.P. (2007). *The Alcohol Use Disorders Identification Test: an update of research findings. Alcoholism, clinical and experimental research,* 31 (2), 185–199.

Remschmidt, H. (2013). *Adoleszenz – seelische Gesundheit und psychische Krankheit. Deutsches Ärzteblatt International,* 110 (25), 423–424.

RKI (Robert Koch-Institut) (Ed.). (2008). *Gesundheitsfragebogen 18 bis 64 Jahre. Studie zur Gesundheit Erwachsener in Deutschland.* Berlin: Robert Koch-Institut.

Rothgang, H., Müller, R. & Unger, R. (2012). *Themenreport „Pflege 2030". Was ist zu erwarten – was ist zu tun?* Gütersloh: Bertelsmann Stiftung.

Rudman, A. & Gustavsson, J.P. (2012). *Burnout during nursing education predicts lower occupational preparedness and future clinical performance: a longitudinal study. International Journal of Nursing Studies,* 49 (8), 988–1001.

Sakuma, Y., Sasaki-Otomaru, A., Ishida, S., Kanoya, Y., Arakawa, C., Mochizuki, Y., et al. (2012). *Effect of a home-based simple yoga program in child-care workers: a randomized controlled trial. Journal of alternative and complementary medicine,* 18 (8), 769–776.

Schendera, C.F. (2008). *Regressionsanalyse mit SPSS.* München: Oldenbourg Verlag.

Schnell, M.W. & Heinritz, C. (2006). *Forschungsethik. Ein Grundlagen- und Arbeitsbuch mit Beispielen f ür die Gesundheits- und Pflegewissenschaft.* Bern: Verlag Hans Huber.

Schwanke, A., Bomball, J., Schmitt, S., Stöver, M. & Görres, S. (2011). *Gesundheitsförderung und Prä-vention in Pflegeschulen – Ergebnisse einer Studie zur bundesweiten Vollerhebung in Pflegeschulen. Pflegewissenschaft,* 4, 205–212.

Schwartz, F.W., Walter, U., Siegrist, J., Kolip, P., Leidl, R., Dierks, M.L., et al. (Eds.). (2012). *Public Health. Gesundheit und Gesundheitswesen* (3. edition). München: Urban & Fischer Verlag.

Schwarzer, R. & Jerusalem, M. (1999). *Skalen zur Erfassung von Lehrer- und Schülermerkmalen. Dokumentation der psychometrischen Verfahren im Rahmen der Wissenschaftlichen Begleitung des Modellversuchs Selbstwirksame Schulen.* Verfügbar unter: http://userpage.fu-berlin.de/~health/self/skalendoku_selbstwirksame_schulen.pdf [Stand: 29.10.2014].

Sherry, B., Jefferds, M.E. & Grummer-Strawn, L.M. (2007). *Accuracy of adolescent self-report of height and weight in assessing overweight status: a literature review. Archives of pediatrics & adolescent medicine,* 161 (12), 1154–1161.

Simon, M. (2012). *Beschäftigte und Beschäftigungsstrukturen in Pflegeberufen: Eine Analyse der Jahre 1999 bis 2009. Studie für den Deutschen Pflegerat.* Berlin: Deutscher Pflegerat e.V.

Simon, M., Tackenberg, P., Hasselhorn, H.-M., Kümmerling, A., Büschner, A. & Müller, B.H. (2005). *Auswertung der ersten Befragung der NEXT-Studie in Deutschland. Verfügbar unter: http://www. next.uni-wuppertal.de/index.php?artikel-und-berichte-1 [Stand: 29.10.2014].*

Singleton, E.K., Bienemy, C., Hutchinson, S.W., Dellinger, A. & Rami, J.S. (2011). *A pilot study: a descriptive correlational study of factors associated with weight in college nursing students. The ABNF journal, 22 (4), 89–95.*

Smith, D.R. (2007). *A systematic review of tobacco smoking among nursing students. Nurse education in practice, 7 (5), 293–302.*

Smith, D.R. & Leggat, P.A. (2004). *Musculoskeletal disorders among rural Australian nursing students. The Australian journal of rural health, 12 (6), 241–245.*

Smith, D.R. & Leggat, P.A. (2007). *Tobacco smoking habits among a complete cross-section of Australian nursing students. Nursing and Health Sciences, 9 (2), 82-89.*

Statistische Ämter des Bundes und der Länder (Ed.). (2010). *Demografischer Wandel in Deutschland – Auswirkungen auf Krankenhausbehandlungen und Pflegebedürftige im Bund und in den Ländern (Heft 2). Wiesbaden: Statistisches Bundesamt.*

Statistisches Bundesamt (Ed.). (2011a). *Mikrozensus – Fragen zur Gesundheit – Kranke und Unfallverletzte. Wiesbaden: Statistisches Bundesamt.*

Statistisches Bundesamt (Ed.). (2011b). *Mikrozensus – Fragen zur Gesundheit – Rauchgewohnheiten der Bevölkerung. Wiesbaden: Statistisches Bundesamt.*

Statistisches Bundesamt (Ed.). (2011c). *Mikrozensus – Fragen zur Gesundheit – Körpermaße der Bevölkerung. Wiesbaden: Statistisches Bundesamt.*

Statistisches Bundesamt (Ed.). (2013). *Pflegestatistik 2011 – Pflege im Rahmen der Pflegeversicherung – Deutschlandergebnisse. Wiesbaden: Statistisches Bundesamt.*

Statistisches Landesamt Rheinland-Pfalz (Ed.). (2010). *Statistische Berichte. Daten zur Gesundheit 2009 – Ergebnisse des Mikrozensus. Bad Ems: Statistisches Landesamt Rheinland-Pfalz.*

Stoltzfus, J.C. (2011). *Logistic regression: a brief primer. Academic emergency medicine, 18 (10), 1099–1104.*

Thomas, S. (2008). *Der Einfluss des sozioökonomischen Status auf die Mobilfunkexposition, die Umwelt- und Mobilfunkbesorgnis sowie die subjektive Gesundheitswahrnehmung bei Kindern und Jugendlichen – eine Auswertung im Rahmen der MobilEe-Studie. Dissertation, Ludwig-Maximilians-Universität München.*

Thomas, S., Heinrich, S., Kühnlein, A. & Radon, K. (2010). *The association between socioeconomic status and exposure to mobile telecommunication networks in children and adolescents. Bioelectromagnetics, 31 (1), 20–27.*

Timmins, F., Corroon, A.M., Byrne, G. & Mooney, B. (2011). *The challenge of contemporary nurse education programmes. Perceived stressors of nursing students: mental health and related lifestyle issues. Journal of psychiatric and mental health nursing, 18 (9), 758–766.*

Vitzthum, K., Koch, F., Groneberg, D.A., Kusma, B., Mache, S., Marx, P., et al. (2013). *Smoking behaviour and attitudes among German nursing students. Nurse Education in Practice, 13 (5), 407–412.*

Wassink, M. (2014, 8./9. März). *Nur 1800 Euro für Knochenjob im Heim. Hamburger Abendblatt, 33.*

Watson, H., Whyte, R., Schartau, E. & Jamieson, E. (2006). *Survey of student nurses and midwives: smoking and alcohol use. British journal of nursing, 15 (22), 1212–1216.*

WHO (World Health Organisation). (1946). *Constitution of the World Health Organization. Verfügbar unter: http://whqlibdoc.who.int/hist/official_records/constitution.pdf [Stand: 29.10.2014].*

WHO (World Health Organisation). (1995). *Physical status: the use and interpretation of anthropometry. Report of a WHO Expert Committee (WHO Technical Report Series, Nr. 854). Geneva: WHO.*

WHO (World Health Organisation). (2012). *Risks to mental health: an overview of vulnerabilities and risk factors. Geneva: WHO.*

Winkler, G. & Döring, A. (1995). *Kurzmethoden zur Charakterisierung des Ernährungsmusters: Einsatz und Auswertung eines Food-Frequency-Fragebogens. Ernährungs-Umschau, 42, 289–291.*

Winkler, G. & Döring, A. (1998). *Validation of a short qualitative food frequency list used in several German large scale surveys. Zeitschrift für Ernährungswissenschaft, 37 (3), 234–241.*

Rechtsquellenverzeichnis

AltPflAPrV (Altenpflege-Ausbildungs- und Prüfungsverordnung) vom 26. November 2002 (BGBl. I S. 4418), zuletzt geändert durch Artikel 38 des Gesetzes vom 6. Dezember 2011 (BGBl. I S. 2515).

AltPflG (Altenpflegegesetz) in der Fassung der Bekanntmachung vom 25. August 2003 (BGBl. I S. 1690), zuletzt geändert durch Artikel 1 des Gesetzes vom 13. März 2013 (BGBl. I S. 446).

APO-FSH (Ausbildungs- und Prüfungsordnung der Fachschule für Sozialpädagogik und der Fachschule für Heilerziehungspflege) vom 16. Juli 2002 (HmbGVBl. I S. 151), zuletzt geändert durch Artikel 6 der Verordnung vom 10. März 2014 (HmbGVBl. I S. 91,96).

APO-SPA (Ausbildungs- und Prüfungsordnung der Berufsfachschule für Sozialpädagogische Assistenz) vom 31. Oktober 2007 (HmbGVBl. I S. 389), zuletzt geändert durch Verordnung vom 25. November 2013 (HmbGVBl. I S. 477).

KrPflAPrV (Ausbildungs- und Prüfungsverordnung für die Berufe in der Krankenpflege) vom 10. November 2003 (BGBl. I S. 2263), zuletzt geändert durch Artikel 15 der Verordnung vom 2. August 2013 (BGBl. I S. 3005).

KrPflG (Krankenpflegegesetz) vom 16. Juli 2003 (BGBl. I S. 1442), zuletzt geändert durch Artikel 35 des Gesetzes vom 6. Dezember 2011 (BGBl. I S. 2515).

Tabellenverzeichnis

Abbildungsverzeichnis

Abkürzungsverzeichnis

AltPflAPrV	Altenpflege-Ausbildungs- und Prüfungsverordnung
AltPflG	Altenpflegegesetz
ANOVA	Varianzanalyse
APO-FSH	Ausbildungs- und Prüfungsordnung der Fachschule für Sozialpädagogik und Heilerziehungspflege
APO-SPA	Ausbildungs- und Prüfungsordnung der Berufsfachschule für Sozialpädagogische Assistenz
AUDIT-C	Alcohol Use Disorders Identification Test
BGW	Berufsgenossenschaft für Gesundheitsdienst und Wohlfahrtspflege
BMI	Body-Mass-Index
COPSOQ	Copenhagen Psychosocial Questionnaire
DAK	Deutsche Angestellten-Krankenkasse
DEGS1	Studie zur Gesundheit Erwachsener in Deutschland
df	Freiheitsgrad
DGE	Deutsche Gesellschaft für Ernährung e.V.
FOS	Fachoberschule
GuK	Gesundheits- und Krankenpflege
IVDP	Institut für Versorgungsforschung in der Dermatologie und bei Pflegeberufen
ISCO-88	Internationale Standardklassifikation der Berufe
ISEI	International Socio-Economic Index of occupational status
KrPflAPrV	Ausbildungs- und Prüfungsverordnung für die Berufe in der Krankenpflege
KrPflG	Krankenpflegegesetz
KiGGS	Kinder- und Jugendgesundheitssurvey
Kita	Kindertagesstätte
MW	Mittelwert
NEXT-Studie	Nurses' early exit study
RKI	Robert Koch-Institut
SD	Standardabweichung
SES	Sozioökonomischer Status
SPA	Sozialpädagogische Assistenz
TOAM	Tolerierbare obere Alkoholzufuhrmenge
UKE	Universitätsklinikum Hamburg-Eppendorf
VIF	Varianz-Inflations-Faktor
WAI	Work Ability Index
WHO	Weltgesundheitsorganisation

Anhang

Anhang 1: Literaturrecherche „Pflege"

Medline Search String (am 28.04.2014, 391 Treffer):
((students, nursing[MeSH Terms]) OR vocational education[MeSH Terms]) AND ((((((health behavior[MeSH Terms]) OR Life Style[MeSH Terms]) OR health knowledge, attitudes, practice [MeSH Terms]) OR health status[MeSH Terms]) OR body mass index[MeSH Terms]) OR obesity/epidemiology[MeSH Terms])

Filters: Abstract available; Full text available; published in the last 10 years; Humans; English; German; Adult: 19+ years; Adult: 19–44 years

Google Scholar Search String
(am 30. 04. 2014, 3130 Treffer, Durchsicht der ersten 100 Treffer nach Relevanz):
[Gesundheitsverhalten OR Gesundheitszustand OR Lebensstil OR Ernährung OR Rauchen OR Alkohol* OR Bewegung*] [Auszubildende Pflege OR Pflegeausbildung]
Jahre: 2004–2014; Ausschluss: Patente und Zitate

Google Scholar Search String
(am 06.05.2014, 2950 Treffer, Durchsicht der ersten 100 Treffer nach Relevanz):
[health behavior OR health status OR lifestyle OR dietary habits OR smoking OR alcohol consumption OR physical activity] [„nursing student*"]
Jahre: 2004–2014; Ausschluss: Patente und Zitate

Einschlusskriterien	Ausschlusskriterien
Primärstudien	Fallstudien, Fallreports, qualitative Studien, Interventionsstudien, Dipl.-, Bachelor- und Masterarbeiten, Doktorarbeiten, Reviews
Jahre: 2004 – heute	Studien aus nicht-europäischen Ländern (oder Ländern mit nicht westlicher Kultur) *(Ausnahmen: Türkei, USA, Kanada, Australien und Neuseeland)*
Sprache: Deutsch/ Englisch	
Studienpopulation: Auszubildende, Schüler/innen oder Studenten/innen im Bereich der Pflege	Studien zur spirituellen Gesundheit, Mundgesundheit, Hygiene oder zu Infektionskrankheiten; Studien zu Wissen, Überzeugungen und/oder Einstellungen der Auszubildenden oder Wissensvermittlung in der Ausbildung
Aspekte des Gesundheitsverhaltens und/oder Gesundheitszustandes untersucht	

Studienauswahl:

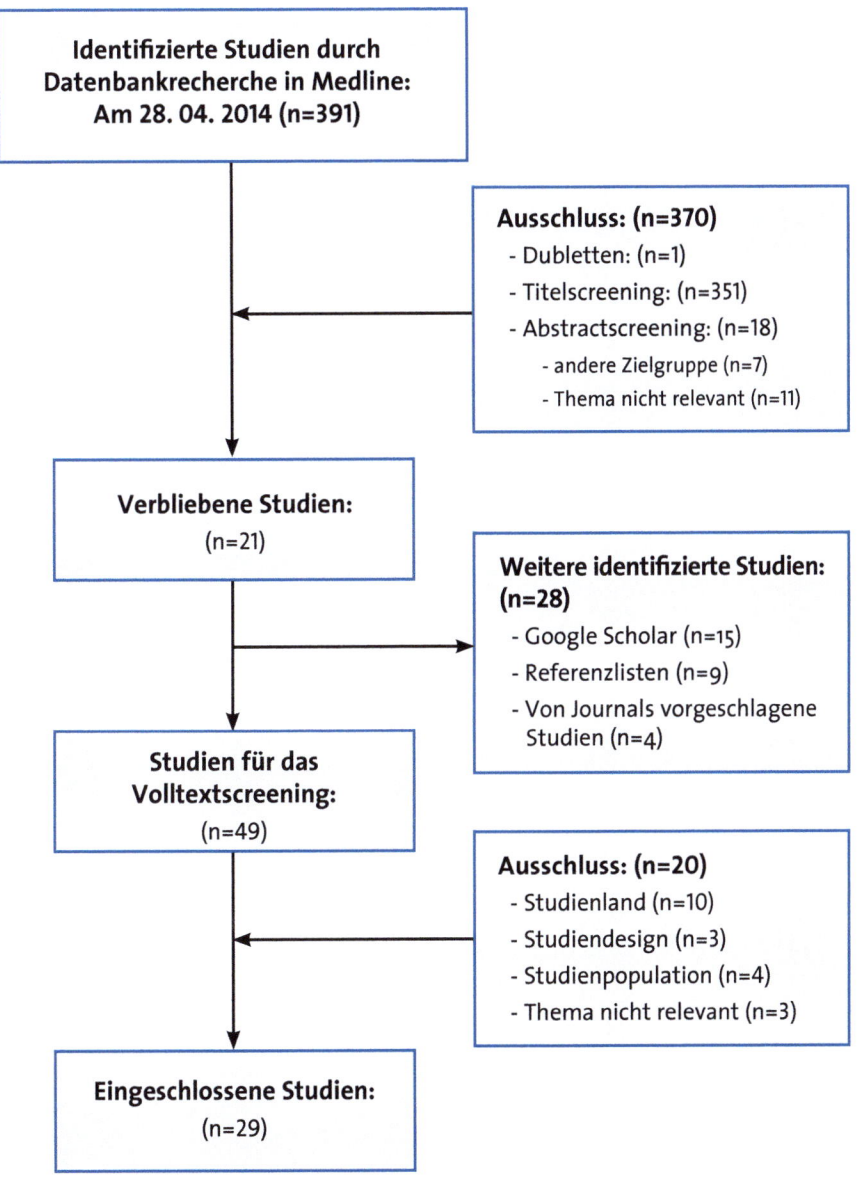

Anhang 2: Literaturrecherche „Erziehung & SPA"

Medline Search String (am 04. 05. 2014, 28 Treffer):
((students[MeSH Terms]) OR vocational education[MeSH Terms]) AND ((((((child care worker) OR educator) OR kindergarten teacher) OR nursery nurse) OR nursery-school teacher) OR social education worker) AND ((((((health behavior[MeSH Terms]) OR Life Style[MeSH Terms]) OR health knowledge, attitudes, practice[MeSH Terms]) OR health status[MeSH Terms]) OR body mass index[MeSH Terms]) OR obesity/epidemiology[MeSH Terms])

Google Scholar
(am 04. 05. 2014, 2710 Treffer, Durchsicht der ersten 100 Treffer nach Relevanz,
Jahre: 2004–2014; Ausschluss: Patente und Zitate):
[Gesundheitsverhalten OR Gesundheitszustand OR Lebensstil OR Ernährung OR Rauchen OR Alkohol* OR Bewegung*] [Auszubildende Sozialpädagogik* OR Auszubildende Erzieher]

Google Scholar
(am 06. 05. 2014, 3580 Treffer, Durchsicht der ersten 100 Treffer nach Relevanz,
Jahre: 2004–2014; Ausschluss: Patente und Zitate):
[health behavior OR health status OR lifestyle OR dietary habits OR smoking OR alcohol consumption OR physical activity] [„kindergarten teacher" OR „child care worker"]

Google Scholar
(am 20. 08. 2014, 3000 Treffer, Durchsicht der ersten 100 Treffer nach Relevanz,
Jahre: 2004–2014; Ausschluss: Patente und Zitate):
[health behavior OR health status OR lifestyle OR dietary habits OR smoking OR alcohol consumption OR physical activity] [„kindergarten teacher" OR „child care worker" OR „child care teacher"] [student* OR vocational training]

Einschlusskriterien	Ausschlusskriterien
Primärstudien	Fallstudien, Fallreports, qualitative Studien, Interventionsstudien, Dipl.-, Bachelor- und Masterarbeiten, Doktorarbeiten, Reviews
Jahre: 2004 – heute	Studien aus nicht-europäischen Ländern (oder Ländern mit nicht westlicher Kultur) *(Ausnahmen: Türkei, USA, Kanada, Australien und Neuseeland)*
Sprache: Deutsch/ Englisch	
Studienpopulation: Auszubildende, Schüler/innen oder Studenten/innen im Bereich der Erziehung oder Beschäftigte im Bereich der Erziehung	Studien zur spirituellen Gesundheit, Mundgesundheit, Hygiene oder zu Infektionskrankheiten; Studien zu Wissen, Überzeugungen und/oder Einstellungen der Auszubildenden oder Wissensvermittlung in der Ausbildung
Aspekte des Gesundheitsverhaltens und/oder Gesundheitszustandes untersucht	

Studienauswahl:

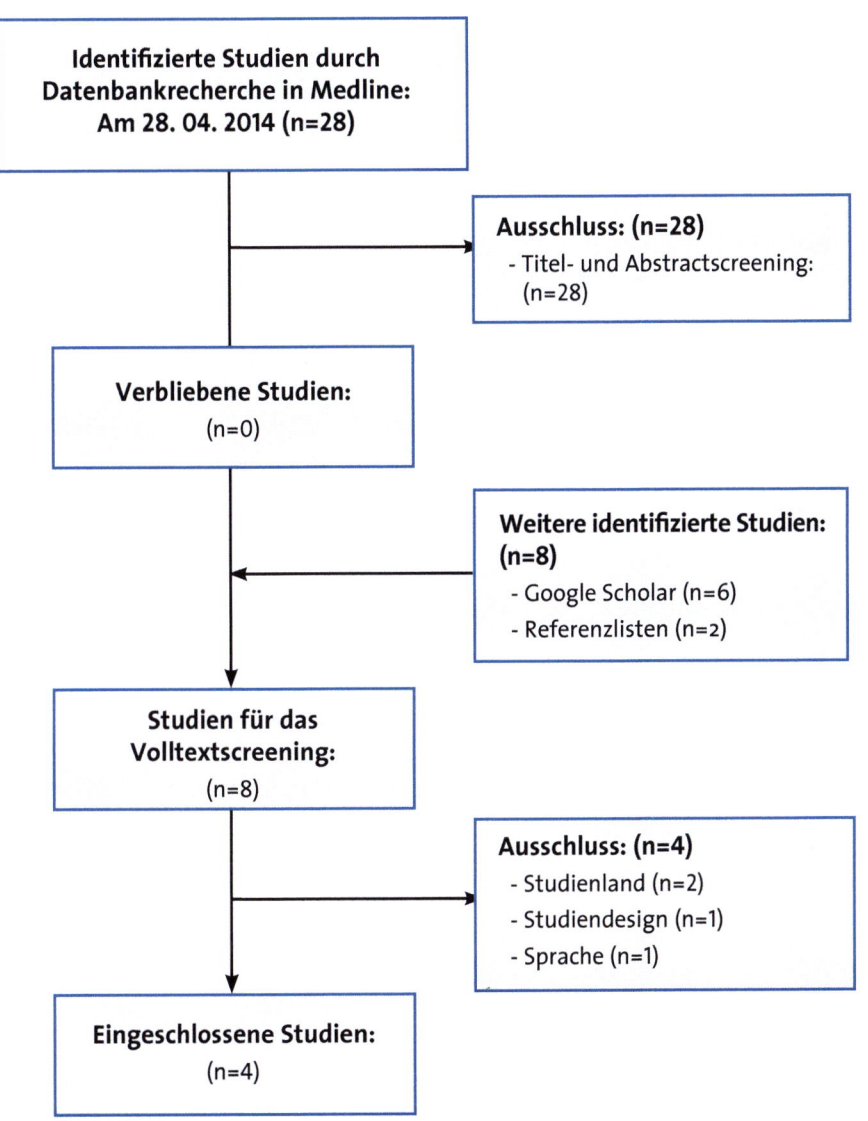

Anhang 3: Variablen im Regressionsmodell zu Muskel-Skelett-Erkrankungen

	Variablenname	Ausprägungen	Wertelabels
Abhängige Variable	Muskel-Skelett-Erkrankungen	nein ja	0 (Ref.) 1
Unabhängige Variablen	Alter	16–19 Jahre 20–22 Jahre 23–26 Jahre 27–30 Jahre	0 (Ref.) 1 2 3
	Sozioökonomischer Status	hoch mittel niedrig	1 (Ref.) 2 3
	Subjektiver Gesundheitszustand	ausgezeichnet/sehr gut gut weniger gut/schlecht	0 (Ref.) 1 2
	Psychische Beeinträchtigungen	nein ja	0 (Ref.) 1
	Irritation	8–56	metrisch
	Arbeitszufriedenheit	0–100	metrisch

Anhang 4: Korrelationen nach Spearman zwischen Muskel-Skelett-Erkrankungen und den Variablen im Regressionsmodell

Variablen	Muskel-Skelett-Erkrankungen	Alter	Sozio-ökonomischer Status	Subj. Gesundheits-zustand	Psychische Beeinträchti-gungen	Irritation	Arbeitszu-friedenheit
Muskel-Skelett-Erkrankungen	1	0,117*	-0,158**	0,247**	0,190**	0,204**	-0,163**
Alter	353	1	-0,196**	0,090	0,023	-0,057	-0,116*
Sozioökono-mischer Status	329	330	1		-0,007	0,002	0,163**
Subj. Gesund-heitszustand	351	352	329	1	0,266**	0,303**	-0,221**
Psychische Beein-trächtigungen	351	352	328	350	1	0,340**	-0,138**
Irritation	345	346	322	344	344	1	-0,291**
Arbeits-zufriedenheit	352	353	329	351	351	345	1

*p<0,05, **p<0,01 (2-seitig) Der obere Teil der Tabelle über der Diagonalen zeigt die Korrelationskoeffizienten, der untere Teilil den Stichprobenumfang (n).

Anhang 5: Variablen im Regressionsmodell zu psychischen Beeinträchtigungen

	Variablenname	Ausprägungen	Wertelabels
Abhängige Variable	Psychische Beeinträchtigungen	nein ja	0 (Ref.) 1
Unabhängige Variablen	Ausbildungsberuf	GuK Altenpflege Erziehung & SPA	0 (Ref.) 1 2
	Sozioökonomischer Status	hoch mittel niedrig	1 (Ref.) 2 3
	Subjektiver Gesundheitszustand	ausgezeichnet/sehr gut gut weniger gut/schlecht	0 (Ref.) 1 2
	Muskel-Skelett-Erkrankungen	nein ja	0 (Ref.) 1
	Selbstwirksamkeit	10–40	metrisch
	Irritation	8–56	metrisch
	Arbeitszufriedenheit	0–100	metrisch

Anhang 6: Korrelationen nach Spearman zwischen psychischen Beeinträchtigungen und den Variablen im Regressionsmodell

Variablen	Psychische Beeinträchtigungen	Ausbildungsberuf	Sozioökonomischer Status	Subj. Gesundheitszustand	Muskel-Skelett-Erkrankungen	Selbstwirksamkeit	Irritation	Arbeitszufriedenheit
Psychische Beeinträchtigungen	1	0,146*	-0,007	0,266**	0,190**	-0,213**	0,340**	-0,138**
Ausbildungsberuf	352	1	0,337**	0,088	-0,036	0,023	-0,057	0,262**
Sozioökonomischer Status	328	330	1	0,045	-0,158**	-0,007	0,002	0,163**
Subj. Gesundheitszustand	350	352	329	1	0,247**	0,266**	0,303**	-0,221**
Muskel-Skelett-Erkrankungen	351	353	329	351	1	1	0,204**	-0,163**
Selbstwirksamkeit	339	341	319	340	341	1	-0,286**	0,211**
Irritation	344	346	322	344	345	335	1	-0,291**
Arbeitszufriedenheit	351	353	329	351	352	340	345	1

**p<0,01 (2-seitig) Der obere Teil der Tabelle über der Diagonalen zeigt die Korrelationskoeffizienten, der untere und den Variablen im Regressionsmodell